临床麻醉的经验与教训
——“化险为夷”的80个病例

Case Studies of Near Misses in Clinical Anesthesia

〔美〕约翰·布洛卡恩　编著

颜　渊　黄　辉　译

吴爱玲　易明亮　校

左云霞　审

天津出版传媒集团

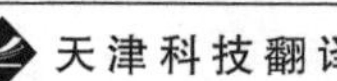

天津科技翻译出版有限公司

著作权合同登记号:图字:02-2014-38

图书在版编目(CIP)数据

临床麻醉的经验与教训:"化险为夷"的 80 个病例 /(美) 布洛卡恩 (Brock-Utne,J.G.) 编著;颜渊,黄辉译. —天津:天津科技翻译出版有限公司,2014.7

书名原文:Case Studies of Near Misses in Clinical Anesthesia

ISBN 978-7-5433-3407-6

Ⅰ.①临… Ⅱ.①布… ②颜… ③黄… Ⅲ.①麻醉学-病案 Ⅳ.①R614

中国版本图书馆 CIP 数据核字(2014)第 136612 号

授权单位:Springer-Verlag GmbH
出　　版:天津科技翻译出版有限公司
出 版 人:刘 庆
地　　址:天津市南开区白堤路 244 号
邮政编码:300192
电　　话:022-87894896
传　　真:022-87895650
网　　址:www.tsttpc.com
印　　刷:山东临沂新华印刷物流集团有限责任公司
发　　行:全国新华书店
版本记录:960×1300　16 开本　15.75 印张　250 千字
2014 年 7 月第 1 版　2014 年 7 月第 1 次印刷
定价:38.00 元

(如发现印装问题,可与出版社调换)

中译本序言

应邀为本书写序，感到十分荣幸。这让我在繁忙的工作之余有机会认认真真地读了一本书。这本书是如此地吸引了我，因为它的写法与传统的麻醉学专业书非常不同。传统的麻醉专业书分篇论章讲述麻醉总论和各亚专科麻醉，而这本书是一位有40年工作经验的麻醉老者，根据他一辈子积累的病例或者是他同事的病例而撰写的麻醉故事。每个故事都讲述不同的病例，故事的发展要么是我们麻醉医生意料之中的事情，要么是意料之外的外科或者麻醉并发症。麻醉医生在这一个个故事中，利用自己聪明才智，知识、技术和经验积累，要么成功预防严重并发症的发生；要么化险为夷，挽救了病人的生命或者改变了疾病的转归；当然，也有处理不当导致病人死亡或者严重不良后果。无论您是初入麻醉大门的住院医师，还是像我这样有一定工作经历的麻醉医生，您都会发现自己能从阅读本书中学习和感悟很多。我非常崇拜本书的原作者，他如此认真地将平时工作中的一个个有趣的麻醉故事记录下来，最后汇集成一本书，为麻醉医生们留下了宝贵的财富。我也非常感谢本书的译者，他们从众多的麻醉专著中发现这本书并将它翻译过来，我比对了原稿和翻译稿，发现我们的翻译与原文表达的意思非常贴切，我相信中国的麻醉医生们在轻松阅读这样一本好书时，也定能从中获益良多。

左云霞

中译本前言

麻醉是一个高风险的职业，麻醉医生一辈子都需要不断学习、学习、再学习，可尽管如此，当我们遇到突发状况时，也还会束手无策。别担心，本书会告诉你在这种情况下如何应对。

在翻译过程中，我被作者丰富的临床经验所折服，也被其新颖的写作方法所吸引，不同于其他说教式的书籍，本书通篇读来毫无距离感，作者通过一个个的故事让你身临其境，感同身受，在学到知识的同时毫不觉得枯燥。

从开始翻译到顺利出书，历时半载有余，期间风雨无阻，每日对着电脑枯坐，搜肠刮肚，表词达意，想做到尽善尽美，虽水平有限，但已尽力，故已无憾。感谢华西麻醉科左云霞教授百忙中拔冗作序，每次聆听您的讲课都让我受益匪浅；感谢科室领导提供的精神上和物质上的支持，让我免除后顾之忧；感谢科室同事们对我的照顾和体谅，让我体会到如家的温暖。

当然，由于译者水平所限，不能原汁原味将原书风貌呈现于读者面前，还望读者见谅，如有错漏之处，亦请不吝赐教。如您读完此书之后能有所收获，那将是我最大的欣慰。

最后，要感谢我的父母，我的妻子和孩子（嘿，我的诗浔宝贝），这本书献给你们，你们比什么都重要。

黄辉

序言

一般情况下，我们给予大部分患者的麻醉操作看起来是按部就班的。术前对患者进行评估，制订出治疗计划，然后按计划实施麻醉和手术。麻醉医生讨厌“意外”！可有的时候（还好不常有），计划不如变化快，预料之外的事时有发生。患者可能对药物出现特殊反应，或者经历手术或麻醉意外事故，导致患者生命体征改变或恶化。这些情况出现的概率极小，不过一旦发生，由于之前你从未遇到过这些状况，可能会让你束手无措。约翰·布洛卡恩（John Brock-Utne）再一次收集了这些“棘手”的病例，将它们一一呈现在读者面前。对每一个病例的讨论都包括临床表现、诊断以及处理方法。所有病例最后都转危为安。书中的每一个病例都是真实的，并且说不定哪一天就会在读者的患者中出现。本书之所以重要，是因为它让读者们提早接触到了这些“死里逃生”的病例，并且从中学到了处理它们的经验教训。约翰·布洛卡恩教授丰富的临床经验，对病例有趣的情景再现，以及实用精炼的处理方法，一定会让你对本书爱不释手。过去30年间，有成百上千位住院医生在斯坦福大学接受过培训，我也有幸在那里和同事们并肩战斗，这本书的面世让你和我们一样，有机会从约翰·布洛卡恩教授那里学到很多。

杰·布罗茨基（Jay B. Brodsky）

美国加州，斯坦福

前言

作为麻醉医生，我们无时无刻不如临深渊，如履薄冰，面对突发情况，有时我们会难以抉择。幸运的是，突发情况极少发生，不过却不等于不发生。我于2008年在Springer出版社出版了我的《临床麻醉：疑难病例的经验教训》(*Clinical Anesthesia：Near Misses and Lessons Learned*)，本书是她的姊妹篇，收录的都是全新病例，同样是描述疑难病例。这些书是我在斯堪的纳维亚、南非和美国41年临床麻醉经验的汇总。

书中描述了80个病例，在每个病例中会先列出可能诊断/治疗潜在危险的所有必要信息，然后给出推荐的处理方法及相关讨论，最后列出建议及参考文献，以便读者在适当的时候进行延伸阅读。

书中推荐的处理方法可能会存在争议。果真如此，正好可作为老师在教学中让住院医师及培训医师进行病例讨论的素材。不过更重要的是，无论读者是处于优良或简陋的麻醉条件下，本书都有助于读者注意麻醉中可能碰到的各种险境，并提供给他们预防和处理的办法。最后引述一段歌德的话：

人生有限，
学海无涯，
经验不足信，
三思而后定。

在我多年的麻醉生涯中，我对这段话始终深以为然。

编者

美国加州，斯坦福

致谢

我要向全世界对本书提供过病例讨论或个案报告的同行们致以深深的谢意，他们是：

Aileen Adriano, Scott Ahlbrand, Dondee Almazan, Sid J. Aidines, John Aitchison, Tim Angelotti, Martin Angst, Dave Armstrong, Dan Azar, Rob Becker, Jonathan Bradley, Marisa Brandt, Pat Bolton, Greg Botz, Ioana Brisc, Arne J. Brock-Utne, Jay B. Brodsky, Michael Brook, Carlos Brun, Alex Butwick, Brendan Carvalho, Jorge A. Caballero, Michael Charles, Michael Chen, Sheila Cohen, Lawrence Chu, Peter S. Chard, Michael Charles, John L. Chow, Rebecca Claure, Jeremy Collins, Tara Cornaby, John Cummings, Matt R. Eng, Jay Jay Desai, Alimorad Djalali, Anthony Doufas, Laura Downey, David Drover, Joshua Edwards, Terje Eide, Roy Esaki, William Feaster, Steve Fisher, Maika Fujiki, Mark Gjolai, Eric Gross, Cosmin Guta, Ali Habibi, Gordon Haddow, Jennifer Hah, T. Kyle Harrison, Erin Hennessy, J. Hester, Gill Hilton, Alan Hold, John S. Ikonomidis, Jerry Ingrande, Richard A. Jaffe, Matthew Jolley, Jack Kan, Andrew Kim, Matthew Kolz, Elliot Krane, Vivek Kulkarni, Shaun Kunnavatana, Merlin Larsson, Gary Lau, Jennifer Lee, David Levi, Richard M. Levitan, Harry J.M. Lemmens, Geoff Lighthall, Steve Lipman, Paul Lukin, Alex Macario, Sean Mackey, Rajend Maharaj, Kevin Malott, Jim B.D. Mark, Richard Mazze, Diana McGregor, Fred Mihm, Brett Miller, Samuel Mireles, Vanessa Moll, John Morton, Rai Naidu, Sim Naiker, Andrew Neice, John Nguyen, Mohammed Omar, Einar Ottestad, David Parris, Ron Pearl, Catherine Reid, Periklis Panousis, Fred J. Pinto, Frain Rivera, Beemeth Robles, Myer Rosenthal, Edward Riley, George K. Roberts, John Probst, Lawrence Saidman, Carolyn Schifftner, Cliff Schmiesing, Ingela Schnittger, Vikas Shah, Larry C. Siegel, Vanilla Sing, Øyvind Skraastad, David Soran, Kjell Erik Stroemskag, Naiyi Sun, John Talvera, Pedro Tanaka, Gordon Taylor, Ying Tian, Ankeet Udani, Pieter van der Starre, Lindsey Vokach-Brodsky, Kimberly Valenta, Mark Vierra, Tracy Vogel, Richard Whyte, Becky Wong, Jimmy Wong, Bernhard Wranne, Troy T. Wu, Karl Zheng, Andy A. Zumaran, and Imad M. Yamout.

此外我还要特别致谢以下几位：

Jay B. Brodsky 博士，他欣然同意为本书写序。除了是我的挚友之外，他还是位极为出色的临床麻醉医生和研究者，同时还是斯坦福手术室的领导者。具有如此杰出的医生是斯坦福大学麻醉系的荣幸。

Bernadett Mahanay，是我在斯坦福医科大学麻醉系的秘书，她具有永不枯竭的幽默感及巨大的工作热情，没有她的帮助，我不可能完成此书。

还要感谢那些我有幸和他们一起战斗过的住院医师，从他们极具挑战的提问中我受益匪浅，并被他们对麻醉事业的热爱所感动，我们经常一起激烈讨论长达数小时之久。

还有 Joanna Perey 和 Shelley Reinhardt，他们是 Springer 的工作人员，感谢他们的辛苦工作，支持和鼓励。

最后还要特别感谢我的妻子 Sue，我们的孩子 Jens，Arne 和 Ivar，他们的妻子 Alice 和 Jennifer，还有我们的五个孙子：Matthew，Tobias，Anders，Jasper 及 Stefan。

约翰·布洛卡恩
美国加州，斯坦福

目 录

病例1　纵隔肿瘤患者 …… 1
病例2　把舌头伸出来 …… 5
病例3　硬膜外血补丁后呼吸困难 …… 7
病例4　缺乏沟通导致的严重后果 …… 11
病例5　冠脉搭桥术中出现的高钾血症 …… 15
病例6　漏气试验的一种辅助方法 …… 17
病例7　ICU暴发的一次鲍曼不动杆菌感染——是设备惹的祸吗？ …… 19
病例8　纤支镜引导插管并发症 …… 21
病例9　有开胸心脏手术病史的患者行肌间沟阻滞的注意事项 …… 23
病例10　硬膜外分娩镇痛——小心 …… 27
病例11　有食管切除术病史患者的麻醉注意事项 …… 29
病例12　一例重症肌无力患者的麻醉 …… 33
病例13　谁动了患者的牙齿？ …… 35
病例14　异常的二氧化碳波形 …… 37
病例15　一例脑室腹腔分流术的麻醉 …… 41
病例16　肩部手术——小心 …… 43
病例17　一个没有陪伴的门诊手术患者 …… 45
病例18　腹腔镜检查的并发症 …… 49
病例19　一例肌萎缩性侧索硬化症患者的麻醉 …… 51
病例20　一例胸导管修复术 …… 55

病例 21　被咬闭的加强型气管导管 …………………………… 59
病例 22　一例经鼻胃管置入困难患者 ………………………… 61
病例 23　抗磷脂抗体综合征患者全麻中的注意事项 ……… 63
病例 24　一例气道意外 …………………………………… 67
病例 25　术后呼吸困难 …………………………………… 69
病例 26　严重的局麻药全身中毒 ………………………… 73
病例 27　交通事故造成的颈部损伤 ……………………… 77
病例 28　胸部刀砍伤患者 ………………………………… 81
病例 29　少见诱因引发的支气管痉挛 …………………… 83
病例 30　曾行减肥手术的患者的注意事项 ……………… 85
病例 31　植入式起搏器中隐藏的有价值的信息 ………… 87
病例 32　可以给麻醉后患者施行艾伦试验吗？ ………… 89
病例 33　麻醉过程中唯一的氧源出现故障 ……………… 93
病例 34　咄咄逼人的外科医生 …………………………… 97
病例 35　咽部肿块 ……………………………………… 101
病例 36　遗留的海绵条 ………………………………… 105
病例 37　一次"紧急呼叫" ………………………………… 107
病例 38　食管超声心动图的并发症 …………………… 109
病例 39　发生在择期骨科手术中的喉罩反流 ………… 111
病例 40　你该怎么办？ ………………………………… 115
病例 41　子痫前期 ……………………………………… 117
病例 42　让人迷惑的"试验剂量" ……………………… 119
病例 43　一次简单的膀胱镜活检术 …………………… 121
病例 44　骨科创伤患者 ………………………………… 125
病例 45　气管导管内的血液 …………………………… 129
病例 46　长时间气管切开的患者 ……………………… 133
病例 47　麻醉监护中出现的气道问题 ………………… 137
病例 48　漏气的气管导管 ……………………………… 139
病例 49　漏气的麻醉机 ………………………………… 141
病例 50　最重要的一课 ………………………………… 143
病例 51　蝶窦入路垂体瘤切除术 ……………………… 145

病例 52　慢性疼痛患者行脊柱融合重建术 …… 147
病例 53　既往有术后视力丧失病史患者再次行背部手术 …… 151
病例 54　恢复室发生的呼吸暂停 …… 155
病例 55　双频指数意味着什么? …… 159
病例 56　新生儿腹腔镜手术 …… 163
病例 57　全凭静脉麻醉 …… 167
病例 58　一个 ICU 患者 …… 169
病例 59　恢复室新发心房纤颤 …… 173
病例 60　快速升高的中心体温 …… 177
病例 61　长时间的手术 …… 179
病例 62　术中顽固性呃逆——怎么办? …… 183
病例 63　颈内静脉置管 …… 187
病例 64　支气管内异物 …… 189
病例 65　第四脑室囊肿 …… 191
病例 66　局麻后全身惊厥 …… 193
病例 67　俯卧位患者心脏骤停 …… 195
病例 68　体重指数(BMI)超标的矮个患者 …… 199
病例 69　口腔手术后出血 …… 201
病例 70　选择正确型号的双腔管 …… 205
病例 71　术前长期血糖偏低的患者 …… 207
病例 72　将单腔 Cordis 导管换为三腔管的注意事项 …… 209
病例 73　术中出故障的挥发罐 …… 211
病例 74　手术室内新发的心律失常 …… 215
病例 75　ICU 发生的心脏骤停 …… 219
病例 76　一例严重代谢性酸中毒 …… 221
病例 77　区域阻滞复合全麻下进行的蹋囊炎切除术 …… 223
病例 78　现在你该怎么办? …… 225
病例 79　一例奇怪的病例 …… 227
病例 80　一个慢性疼痛患者 …… 229
索引 …… 231

病例 1　纵隔肿瘤患者

你是一家大型教学医疗中心的主治麻醉医生。今天的第一个病例是一位 55 岁的男性(90kg,185cm),患黑色素瘤,已全身多处转移,其中一处颅内转移灶已被切除。目前患者有语言障碍,准备择期切除靠近语言中枢的另一处转移肿瘤。患者既往有高血压和冠心病(目前处于稳定期)病史。上次手术期间来自另一个医院的麻醉记录单提示患者为困难气道,Mallampati 分级为 4 级,当时在探条引导下成功完成气管插管。考虑到患者的身高和体重(90kg,185cm),你准备在纤支镜引导下行清醒气管插管。

手术当天,在回顾病历时你沮丧地发现患者在隆突水平还存在一个纵隔肿瘤。4 个月前实施的一次支气管镜检显示肿块位于隆突后方,直径大约 4cm。肿瘤压迫导致右主支气管起始部狭窄,狭窄长度约 1～2cm,范围约 80%。再之前的一次检查报告显示肿块直径约 3cm,但检查具体日期不详。之后患者未再行相关检查。目前患者没有呼吸短促、端坐呼吸、咳嗽、喘息、喘鸣和血细胞增生等呼吸方面症状。在术前等待区,你发现患者躺在轮床上,头下垫着两个枕头,生命体征平稳,在室内空气中他的氧饱和度为 98%。让患者平卧和端坐都没问题。不过由于站立不稳,他平时很少锻炼。入院后各项实验室检查均无异常,未做血气分析。

你打算暂停手术,让患者重做相关扫描及支气管镜检后再行安排。不过,外科医生考虑到如果延期手术,肿瘤会很快侵犯乃至不可能在不损伤语言中枢的情况下将其切除。权衡利弊之后,你将患者推入手术室,同时请胸科医生会诊。给予咪达唑仑和 4%利多卡因充分表麻之后,胸科医生实行纤维支气管镜检查,发现情况比以往更加糟糕。狭窄已经延伸至隆突以上气管，长度约 5cm，范围约 80％。右主支气管的情况和 4 个月前一样，左侧支气管未受侵犯。气管内组织未见出血和糜烂。

问题

此时你会怎么办？取消手术还是继续？如果继续，该怎么做？

推荐的处理方法

这是一个发生在我身上的真实病例。当时我觉得既然患者没有呼吸方面的任何症状，而且考虑到延期手术要承担肿瘤侵犯语言中枢的风险，因此我们选择了继续。之前在我的建议下，胸科医生已经将一根 8 号的气管导管套在了纤维支气管镜上。下定决心之后，我们将其顺利送入气管，然后在纤支管镜直视下给导管套囊充气以避免其碰触到从气管后面凸出的肿瘤组织。术中将气道压严格控制在19cmH_2O以下，并且保持气道环路正常。手术结束待患者自主呼吸恢复后，我们将一根气管导管交换管芯放入气管导管内，之后将导管拔除而管芯保留。对于此类困难气道的患者，拔管后一旦气道发生问题，气管导管交换管芯可以帮助你快速进行再次插管。观察一段时间后，该患者没有出现呼吸问题，遂将交换管芯拔出。在手术室，患者可以移动四肢，并且生命体征平稳。他被送入 ICU 继续观察。3 天后患者出院，由其肿瘤科医生继续进行评估治疗。

建议

有时候作决定之前你不得不权衡各方面的因素。对于这个病例，我只能说我们很幸运。

参考文献

1. Berth U, Lichtor JL. Anterior mediastinal mass. Anesthesiology. 2010;112:447.
2. Prackash UB, Abel MD, Hubmayr RD. Mediastinal mass and tracheal obstruction during general anesthesia. Mayo Clin Proc. 1998;63:1004-11.
3. Erdos G, Tzanova I. Perioperative anesthesia management of mediastinal masses in adults. Eur J Anaesthesiol. 2009;26:627-32.
4. Bechard P, Letourneau L, Lacasse Y, Cote D, Bussieres JS. Perioperative cardiorespiratory complications in adults with medistinal mass: incidence and risk factors. Anesthesiology. 2004;100:826-34.

注：1cmH_2O 约为 0.098kPa

病例 2　把舌头伸出来

1970 年我在挪威奥斯陆当麻醉医生，那时我刚初出茅庐，常饶有兴致地观察一个来访的澳大利亚麻醉医生（Sid J. Aidinis 博士）怎样让患者苏醒。当患者清醒，气管导管被拔出后，他总会用挪威语对患者说："把舌头伸出来。"如果患者清醒得好，一般都会照做。我问他："为什么不让患者握你的手？"他看着我，说道：

患者苏醒后让患者伸舌是基于以下几点考虑：

1.说明患者能够听从指令。当然，让患者握你的手也有同样的效果。不过别急，还有其他原因。

2.说明患者具有自我气道保护的能力。这一点握手无法做到。

3.早期神经肌肉监测方面的研究表明，能伸舌是神经肌肉功能恢复的一个很好的评价指标[1]。

4.伸舌是一个非常态动作。除非被要求，很少有人会主动这么做。而握手偶然发生的可能性比伸舌高。

5.说明第 12 对颅神经（舌下神经）功能正常（这一点相对不那么重要）。

不过除了上诉几点之外，还有一个更重要的原因，John，你能告诉我是什么吗？

问题

当时我一片茫然，亲爱的读者朋友，你能告诉我答案吗？你认为那个最重要的原因是什么？

推荐的处理方法

Sid 认为：

当麻醉结束后患者在你的要求下伸出舌头时，手术室内所有的人都能看到。如果有一天你不得不和患者对簿公堂，那么他们都能给你作证，证明患者当时是清醒状态且能听从指令。而让患者握你的手仅仅只有你一个人能感知，这一点一定要牢记。

建议

让患者伸舌是判定患者是否清醒以及是否能听从指令的一个快速方法。同时也能判断肌力恢复是否充分[2,3]。然而最重要的原因在于麻醉结束后能让大家都明确地看到患者已经清醒。

在我的麻醉生涯中，我总是会让患者伸舌。只有当他们伸出舌头时，我才会感到安心。

参考文献

1. Ali HH，Savarese JJ. Monitoring of neuormuscular function. Anesthesiology. 1976;45:216－49.
2. Kopman AF. Neuromuscular monitoring：old issues，new controversies. J Clin Care. 2009;24:11－20.
3. Murphy GS，Szokol JW，Marymont JH，Franklin M，Avram MJ，Vender JS. Resiudal paralysis at the time of tracheal extubation. Anesth Analg. 2005;100:1840－5.

病例 3　硬膜外血补丁后呼吸困难

一个活产两次的 27 岁妇女(86kg,161cm)施行无痛分娩,在行 L3-L4 穿刺时发生硬脊膜穿破意外,改行 L2-L3 间隙穿刺成功,镇痛效果良好。两天后患者出院。

不过,3 天后她又来到急诊室,主诉发生了严重的硬膜穿破后头痛。沟通后患者同意进行硬膜外血补丁治疗。我们将她摆为侧卧位,采用空气阻力消失法于 L3-L4 穿刺成功,推注试验剂量 3%氯普鲁卡因 3mL,6 分钟内出现双侧 T10-T12 感觉缺失,无运动平面阻滞。严格无菌抽取 20mL 患者自体血,通过硬膜外针注入,之后拔除硬膜外针,改为仰卧位。两分钟后,患者诉呼吸困难,使其端坐,可以明显观察到辅助呼吸肌帮助呼吸,测平面 C5 至 S5 双侧感觉消失,手握力差。此时患者生命体征为:心率 68 次/分,血压 88/55mmHg,氧饱和度 96%,呼吸频率 30 次/分。之后患者被送往麻醉恢复室继续观察,1 小时后,完全恢复且未再感头痛。在医院总共待了 4 小时之后,平安出院。

问题

患者为什么突然出现呼吸困难?

注:1mmHg=0.133kPa

推荐的处理方法

这种并发症已有报道[1]。可能的原因是在注射血补丁时部分局麻药通过之前的硬脊膜破口进入到蛛网膜下隙[2,3]。还有一种可能是药物不是通过破口而是被血补丁挤压从而渗入到蛛网膜下隙。第二种的可能性相对更大。已有报道显示，当采用阻力消失法向硬膜外腔注入空气时，药物和空气可以轻易地进入静脉循环，同时也有可能进入蛛网膜下隙，从而产生预期外的全身作用[4]。

Cohen 和 Amar[5]建议在做血补丁前需确定硬膜外针位置时，最好采用引力法。具体做法为将一段充有生理盐水的静脉延长管和硬膜外针相连，如果穿刺到位，液平会随心跳搏动。Cohen 和 Negron[1]进一步建议应当等到试验剂量的阻滞作用完全消失之后再行血补丁治疗。

如果在硬膜外利多卡因作用消失之前早期行预防性血补丁治疗，有发生全脊麻的报道[2]。据报道，为了加快运动功能的恢复而向硬膜外腔注入生理盐水[6,7]，也可导致全脊麻[8]。

建议

在局麻药作用消失之前，合理的做法是不要将任何血补丁或者液体注入硬膜外腔。

参考文献

1. Cohen S, Negron M. A near total spinal anesthetic following a test dose prior to an epidural blood patch. Anesth Analg. 2008;107:727－8.
2. Leivers D. Total spinal anesthesia following early prophylactic epidural blood patch. Anesthesiology. 1990;73:1287.
3. Park PC, Berry PD, Larson MD. Total spinal anesthesia following epidural saline injection after prolonged epidural anesthesia. Anesthesiology. 1988;89:1267－70.
4. Jaffe RA, Siegel LC, Schnittger I, Propst JW, Brock Utne JG. Epidural air injection assessed by tranesophageal echocardiography. Reg Anesth. 1995;20:152－5.
5. Cohen S, Amar D. Epidural block for obstetrics: compression of bolus injection of local

anesthestic with gravity flow technique. J Clin Anesth. 1997;9:623－8.

6.Johnson MD, Burger GA, Mushlin PS, Arthur GR, Datta S. Reversal of bupivacaine epidural anesthesia by intermittent epidural injections of crystalloid solutions. Anesth Analg. 1990;70:393－9.

7. Brock-Utne JG, Macario A, Dillingham MF, Fanton GS. Postoperative epidural injection of saline can shorten postanesthesia care unit time for knee arthroscopy. Reg Anesth Pain Med. 1998;23:247－51.

8. Park PC, Berry P, Larson M. Total spinal anesthesia following epidural saline injection after prolonged epidural anesthesia. Anesthesiology. 1998;89:1267－70.

病例 4　缺乏沟通导致的严重后果

作为一名麻醉医生，你刚踏上工作岗位不久。周六早上，一个 76 岁的男性患者被安排行左髋关节骨折固定术。他因为下午不慎从楼梯摔倒，于昨晚入院，准备今晨手术。在术前等待区，你见到了患者（75kg，180cm），由儿子和儿媳陪同。你询问病史得知患者有高血压和高血脂，正服药治疗。由于近来偶有“烧心”症状，正在服用胃能达。患者生命体征平稳，体格检查未发现其余复合伤，听诊双肺未有异常。自昨天午餐后就未再进食。病历记录患者昨晚发生过呕吐，住院医师认为和在急诊室使用过哌替啶有关，使用止吐药后好转。现在患者自诉无恶心感并且已有数小时未再呕吐。术前辅助检查：HCT36%，基础代谢检查（译者注：包含电解质、碳酸氢盐、尿素氮、肌酐和血糖）正常。你给他 ASA 评级为 2 级。

你考虑给患者实施腰麻，必要时全麻。患者及家属表示同意并且签署了同意书。静脉给予 1mg 咪达唑仑镇静后，你给其实施左侧单次股神经阻滞[1]。之后患者被推入手术室，予 30mL Bicitra（译者注：一种抗酸剂，成分为枸橼酸钠和柠檬酸，也称为枸橼酸合剂）口服。你打算在坐位下行腰麻阻滞，不过在尝试 10～15 分钟后，因为无法到达蛛网膜下隙，你选择了放弃。将患者轻柔地平放之后，在按压环状软骨的同时你开始实施快速顺序诱导（RSI）。不过当你打开患者口腔时，发现大量咖啡色样呕吐物涌出至口咽部，你赶紧将患者摇成头低脚高位，并让助手继续按压环状软骨，同时吸取干净口咽部呕吐物。之后插入气管导管，并在通气之前行气管内吸引。不过令人沮丧的是从肺内吸出了大量咖啡色液体。此时患者生命体征为：氧饱和度 99%，心率和血压正常，气道峰压25cmH_2O。

问题

此时你会怎么做？取消手术还是继续？你觉得褐色的呕吐物会是什么？骨科医生建议继续手术以免病情进展发生大腿骨筋膜室综合征，考虑到这一点，你该怎么办？

推荐的处理方法

这是发生在我朋友身上的真实病例。他选择了继续手术。咖啡样的呕吐物被送至实验室检验。40 分钟后被证实成分为亚铁血红蛋白。你怀疑患者发生了应激性溃疡，因此预约了 ICU 床位。两小时手术之后患者被送至 ICU。不幸的是，之后患者病情继续发展为成人呼吸窘迫综合征，在 ICU 治疗 6 周后死亡。

事后我朋友查明患者在术前夜间曾数次呕血。事实上，从午夜到早上 6 点呕吐总量超过了 1000mL。这些都被护理人员如实做了记录，并且在手术当天早上将此情况告知了手术医生。听到汇报后，手术医生打电话给刚接班的住院医师了解情况。住院医师在没有查看患者只是简单翻阅病历后告诉手术医生道："没问题，患者已经做好了手术准备。"没有任何人告知麻醉医生咖啡样呕吐物的事情，就连整晚和患者待在一起的患者儿子也未向麻醉医生透露只言片语。值得注意的是，病房护士在送患者到手术室的过程中并没有在床单和睡衣上发现一点呕吐物的痕迹，原因是在每次呕吐过后，患者和床单都被及时地清理干净了。

这是一个护士、住院医师、手术医生和麻醉医生之间沟通彻底失败的病例。患者死后，他的儿子将手术医生、住院医师、医院以及麻醉医生一起告上了法庭。我的朋友最终被判无罪，不过医院方面却要因此承担责任。

建议

从这个病例中我们可以学到以下几点教训：

1.每一次当有患者告诉你他(她)发生过呕吐时，你会主动询问呕吐物的颜色吗？不会，因为我们潜意识里会认为如果颜色有异常，大多数人会主动告诉我们。如果我的朋友事先询问了这一点，他应该会取消手术并且请胃肠科医生紧急会诊。

2.骨筋膜室综合征虽然后果很严重，不过在大腿区域发生的可能性却很小，因为大腿区域不像小腿那样由肌肉和筋膜分隔组成。我从未见过髋部骨折后继发大腿骨筋膜室综合征的病例报告。

3.每当有手术医生预约急诊手术时，我总会特意地问他们："关于这位患者你觉得还有什么是应该让我知道的?"有时你会惊讶，他们会说出一些没记录在病历上而对患者的预后却很重要的事情。

参考文献

1. Brock-Utne JG. Clinical anesthesia. Near misses and lessons learnt page. New York: Springer; 2008. p. 10－1.

病例 5　冠脉搭桥术中出现的高钾血症

76 岁男性(82kg,173cm)患者,因三支病变拟行冠脉搭桥术及主动脉瓣置换术。患者三支冠状动脉狭窄情况为:前降支 70%,回旋支 70%,右冠脉 70%。主动脉瓣面积 $0.69cm^2$,跨瓣压力梯度 36mmHg。由于轻微运动后出现呼吸急促的现象越来越严重,因此具备手术指征。此外患者还有慢性肾功能不全,肌酐(CR)在过去一年内维持在 1.4～1.9。他还患有非胰岛素依赖型糖尿病和阻塞性睡眠呼吸暂停综合征。目前服用二甲苯氧庚酸、阿米替林、阿司匹林、氢氯噻嗪和阿替洛尔治疗。体格检查发现心脏杂音从胸骨右上缘放射至颈动脉。胸片无异常,心电图示正常窦律,未见缺血性改变。超声心动图示射血分数 55%～60%。实验室检查正常,钾离子浓度 4.4mmol/L,肌酐(CR)1.4。

予以芬太尼 500μg,依托咪酯 12mg,罗库溴铵 100mg 常规快速顺序诱导。插入气管导管顺利,肺动脉导管和食管超声探头也顺利置入。应手术医生要求,上午 8 点 20 分开始以 1g/h 的速度泵入氨基己酸(Amicar)5g。术中患者生命体征平稳,手术进行 55 分钟后查动脉血气(ABG)显示钾离子浓度为 5.5mmol/L。15 分钟后再次复查却升高至 6.4mmol/L。手术开始至此时尿量为 200mL。已输入生理盐水 1200mL。术中没有补钾和输注血制品。患者血糖也正常。

问题

此时你会如何处理?高钾的原因是什么?

推荐的处理方法

缓慢推注 500mg 氯化钙及呋塞米 5mg，同时将 10 个单位胰岛素加入 50% 葡萄糖中静脉滴注。1 个小时之后，患者钾离子浓度降到了 4.6mmol/L。

至少已经报道了两例在使用氨基己酸之后发生血清钾浓度增高的病例[1,2]。其中一例[2]对上述治疗措施不敏感，采用 30mg 聚黄苯乙烯（降钾树脂）灌肠依然效果不佳，最后只好采用血液透析疗法。

这个病例中血清钾浓度快速增高的原因很可能是由于细胞内钾向细胞外转移造成的，而不能用钾摄入过多或肾功能不全导致钾排泄障碍来解释。也未有临床和实验室证据证明发生了溶血或横纹肌溶解。此外，由于不伴随血小板和白细胞的急剧增高，假性高钾血症的诊断也可排除。另因血糖正常，所以胰岛素瘤造成的细胞钾摄取障碍导致的高钾也可除外。由于未使用氯琥珀胆碱，故氯琥珀胆碱造成的血钾升高也不可能。

建议

已证实使用氨基己酸有可能造成临床高钾危象。

参考文献

1. Perazella MA, Biswas P. Acute hyperkalemia associated with intravenous Epsilon-Aminocaproic Acid therapy. Am J Kidney Dis. 1999;33:782－5.

2. Nzerue CM, Falana B. Refractory hyperkalaemia associated with use of Epsilon-Aminocaproic Acid during coronary bypass in a dialysis patient. Nephrol Dial Transplant. 2002;17:1150－1.

病例 6　漏气试验的一种辅助方法

你刚完成了一例历时 7 小时的腹腔镜下肾脏切除术，患者为 50 岁女性(95kg，168cm)。手术目的是为他兄弟提供肾源。因为长时间保持头低脚高位，患者脸部和颈部已经严重肿胀。尽管手术很成功，但考虑到以上情况，你不愿拔除气管导管。你采用传统方法进行了一次漏气试验，将套囊放气后听诊是否有漏气，可是你并不能确定是否在嘴里听到了漏气声[1]。接着你又做了一次套囊漏气容量测试(套囊放气后对比吸气相和呼气相潮气量的差异)。这种实验被认为可以定量预测拔管后结局[2]。然而，你依然不能确信可以安全拔管。

问题

你还有什么别的方法可以确定导管能否安全拔出吗？

推荐的处理方法

你可以将呼气末 CO_2 采样管或麻醉气体采样管取下，然后放入患者口腔内“嗅探”，以确定是否有呼气末 CO_2 溢出[3]。同样的方法早前曾被用于检测麻醉机外部挥发罐是否漏气[4]。

在患者口腔外或口腔内测量 CO_2 可以作为漏气试验的辅助检查。如果漏气试验和“嗅探”测试均可疑，那么应当置入一根弹性树胶探条或安特里管芯（Aintree catheter ，Cook Incorporated，Bloomington，IN），以便可以在不借助喉镜的情况下快速重新插管[5]。如果之前插入的是 6 号或更小的导管，我将不会拔管，而会将患者送至 ICU 继续机械通气治疗。之后如果外科医生想在 ICU 拔管，那么就将由他来承担所有责任。

建议

记住“嗅探技术”可以作为漏气试验的一项辅助方法。

参考文献

1. Potgieter PD，Hammond JM. “Cuff” test for safe extubation following laryngeal edema. Crit Care Med. 1988；16：818.
2. Miller RL，Cole RP. Association between reduced cuff leak volume and postextubation stridor. Chest. 1996；110：1035－40.
3. Eng MR，Wu TT，Brock-Utne JG. An adjuvant of the cuff leak test. Anaesthesia. 2009；64：452.
4. Bolton P，Brock-Utne JG，Zumaran AA，Cummings J，Armstrong D. A simple method to identify an external vaporizer leak（the “sniff” method）. Anesth Analg. 2005；101：606－7.
5. Robles B，Hester J，Brock-Utne JG. Remember the gum-elastic bougie at extubation. J Clin Anesth. 1993；5：329－31.

病例 7　ICU 暴发的一次鲍曼不动杆菌感染——是设备惹的祸吗？

你所在的医院 ICU 暴发了多重耐药的鲍曼不动杆菌(Acinetobacter baumannii)感染，导致 1 个小孩死亡，5 人需要呼吸支持治疗。之后你们加强了卫生措施，包括：严格执行支气管、胃管清洗的无菌操作，强化伤口护理，患者清洁等操作时的手卫生，尽量避免物品多人使用，防止交叉感染。同时加强房间的清洁，特别是平时不注意的卫生死角的清扫。

这次事件之后，外科 ICU 关闭，进行彻底清理和检查。不过在 ICU 的所有设备(比如呼吸机)上均未检测到污染源。不久后 ICU 重开，再次从患者身上培养出暴发菌株。医院不得不重新就感染来源展开调查。由于大部分患者转自手术室，于是采样范围扩大到了所有手术间及其设备，包括换气扇、高压锅、橱柜、座椅、C 臂、监护仪、键盘、电脑、空调入口和出口、输液装置、显微镜、麻醉机(吸引装置)、手术台，以及地板、墙壁和天花板的随机采样点。除了一些呼吸机和连续静脉—静脉血液过滤器之外，所有结果都呈阴性。不过，有一样东西却被检查出阳性，在之前检查的时候，它因为被放置在麻醉技术员工作间而成了漏网之鱼。

问题

这件东西是什么？

推荐的处理方法

罪魁祸首为 Bair Hugger（BH）升温仪（Augusine Medical Inc.，Eden Prairie，MN）。当把机器内的灰尘清理干净并更换所有的滤网（包括 BH 内的滤网）之后，暴发感染终于停止[1]。相关研究也证实了 BH 是医院感染的一个危险因素[2]。

2009 年我们发表了一篇关于这方面的研究[3]，内容大致如下：在无菌条件下，用棉签对 29 个手术间的 BH 管道远端和滤网分别进行采样，然后将其接种到培养皿进行细菌培养，同时放置另一个培养皿暴露于手术室环境空气中。样本采集时间为 BH 滤网应该更换之时（使用 6 个月或超过500h），然后丢弃旧滤网换上新滤网。3 个月后，重复以上研究。第一次培养结果显示 29 个暴露于手术间空气中的培养皿中有 8 个呈病理性细菌增长，12 个接种了 BH 管道远端样本的培养皿呈阳性，3 个接种了 BH 滤网样本的培养皿阳性。3 个月后更换滤网后再次采样，之前呈阳性结果的样本全部转为阴性。这项研究证实了及时更换滤网的重要性，不过最佳的更换时间还需要进一步研究。为了保险起见，建议有必要在 BH 软管远端加装细菌过滤装置[4]。

建议

切记定期更换 BH 滤网。如不这样做，也许会给患者带来灾难性的后果。

参考文献

1. Bernards AT，Harinch HIJ，Dijkshoorn L，et al. Persistent Acinetobacter baumannii? Look inside your medical equipment. Infect Control Hosp Epidemiol. 2004；25：1002－4.
2. Huagn JKC，Shah EF，Vinokumar N，et al. The Bair Hugger patient warming system in prolonged vascular surgery：an infection risk? Crit Care. 2003；7：13－6.
3. Gjolai MP，Ahlbrand S，Yamout IM，Armstrong D，Brock-Utne JG. Don't forget to change the Bair Hugger filter. Anesthesiology. 2009，A1168.
4. Avidan MS，Jones N，Khoosal M，Lundgren C，Morrell DF. Convection warmers － not just hot air. Anaesthesia. 1997；52：1073－6.

病例 8　纤支镜引导插管并发症

40 岁男性(65kg,173cm)患者,拟行经口减压术和寰枢关节脱位后位固定术。既往体健,无肺部疾患。

你准备行清醒纤维支气管镜插管。首先用 4%利多卡因和 4%可卡因通过喷雾装置(Mucosal Atomizer Device, Wolfe Tory Medical, Salt Lake City, UT)对咽喉部进行充分表麻,静脉给予咪达唑仑、格隆溴铵及哌替啶镇静。然后将气管导管(ETT)套在纤支镜上,从纤支镜钳夹口放入一根长注射导管以便必要时实施声带局麻。不过由于之前表麻充分,镇静效果良好,注射管并没有派上用场。纤支镜和气管导管均顺利送入气管。将套囊充气后,患者除略显焦虑外未有明显不适。不幸的是,你在拔出纤支镜时遇到了阻力,稍用力之后才将其拔出,却发现注射管依然留在气管导管内。你想用力将其取出,却徒劳无功。此时患者并无不适,有自主呼吸。他并不知道你的窘境。

问题

此时你将怎么办?把注射导管切断吗?

推荐的处理方法

首先你需要做的是在注射导管引导下重新插入纤支镜以评估情况。在镜下可以看到注射导管越过了气管导管位于气管内,不过却看不到前端。你尝试将其拔出依然失败。你考虑注射导管前端可能发生了移位卡在了已经充气的套囊和气管之间,于是你将套囊放气,果然将其顺利拔出。

如果上述方法没有奏效,那么我们能做的只有将气管导管、纤支镜和注射导管一同拔出,然后重新插管。

据报道[1],建议减少此类事故发生的办法是用黏合带将注射导管固定在纤支镜钳夹口,这样就可以防止其前端突出纤支镜外。

另一个发生在纤支镜置入期间的并发症也曾被报道[2]。在这份报道中,纤支镜前端被误置入气管导管的侧通气孔。如果不加以注意,这种情况也有可能发生。

建议

为了方便实施声带表麻从纤支镜钳夹口置入长注射导管有可能会带来麻烦。当采用此种方法时,为了避免注射导管前端突出纤支镜,建议将其用黏合带固定在钳夹口处。

参考文献

1. Prakash PS, Pandia MP. A complication associated with the use of a drug injection catheter through a fiberscope. Anesthesiology. 2008;108:173.
2. Nichols KP, Zornow HM. A potential complication of fiberoptic intubation. Anesthesiology. 1989;70:562－3.

病例 9 有开胸心脏手术病史的患者行肌间沟阻滞的注意事项

83 岁男性(81kg,172cm)患者,因右肩袖撕裂拟择期在肩关节镜下行修复术。患者有冠心病史,曾两次行冠脉前路搭桥术,最近的一次为 12 年前。还有高血压、高血脂病史,均控制良好。问询时否认劳累后胸痛及呼吸困难。心电图示正常窦性心律,右束支传导阻滞。两周前超声心动图示射血分数正常,无心室壁异常运动。氧饱和度 97%,其余生命体征正常。考虑到胸部体格检查患者除了右下肺呼吸音稍低外未有异常,故未做胸片。

给予患者镇静后实施肌间沟阻滞,予 40mL0.5%罗哌卡因和 1∶40 0000肾上腺素混合注入,阻滞顺利,未有并发症。15 分钟后患者右肩部感觉和运动阻滞完全。之后常规全麻诱导,气管插管顺利。两小时后手术结束,患者苏醒,在手术室内拔除气管导管。待患者完全清醒,未诉疼痛,生命体征稳定之后送往恢复室。

到达恢复室不久之后,患者开始出现呼吸困难,并诉定位不明的胸痛。听诊右下肺至右中肺呼吸音减弱,和术前差异明显,未闻及喘鸣及干湿啰音。12 导联心电图提示较术前未出现新发 ST 段改变。心肌酶谱检查也正常。

胸片提示右侧横膈和肝脏之间一段结肠影。右侧膈肌显著提高,未见气胸征象。

问题

该患者的诊断是什么？发生了什么情况？

推荐的处理方法

结肠嵌入右侧横膈和肝脏之间的现象被称为间位结肠综合征(Chilaiditi's sign)，是开胸心脏手术后的一种并发症。依据检测方法和患者群体的不同，心脏手术造成膈神经损伤的发生率为 10%～85%[1]。Urmey 等[2]发现，肌间沟阻滞 100%会伴有膈神经阻滞。然而，行肌间沟阻滞的患者的大部分肺功能参数(包括 FVC 和 FEV1)通常不会降低[3]。Fujimura 等[4]发现，健康志愿者行肌间沟阻滞后 PaO_2 降低，原因很可能是继发于过度通气后的通气血流比值失常。不过，以上提及的两项研究[2,4]的对象均为健康志愿者或 ASA 分级为 1 级和 2 级的患者。一些研究证实，减少局麻药用量以及注药点上方手指按压并不会减少横膈功能失调和呼吸功能失调的发生率[5,6]。

此外，还有一些个案报道了肌间沟阻滞术后发生的呼吸困难，包括肥胖、既往肺部疾病及近期行心脏手术的患者[7-9]。

此病例发生呼吸困难的原因可能是膈肌功能失调引起呼吸储备减少。尽管患者在 12 年前行心脏手术，且大部分心脏手术患者膈神经功能 1 年内就可以完全恢复，但仍有少部分例外[1]。

Messina 等[10]报道了 1 例间位结肠综合征引起呼吸窘迫的病例，原因是异位结肠导致支气管结构受压。异位结肠作用于膈肌的质量效应导致了功能残气量的明显减少，这也解释了为何臂丛阻滞导致的膈肌麻痹作用消失后仍然会出现呼吸困难。我们还见过数小时之后才发生呼吸困难的病例[11]。此病例患者抬高的右侧膈肌于第 2 天戏剧性地下降，呼吸困难症状消失，于是顺利出院。

建议

当你准备给有过开胸心脏手术病史的患者行肌间沟阻滞时，有必要在术前给患者行胸部 X 线片检查。一旦发现间位结肠综合征，那么最好避免行肌间沟阻滞。

参考文献

1. Dimopoulou I，Dagnou M，Dafni U，Karakatsani A，Khoury M，Geroulanus S，et al. Phrenic nerve dysfunction after cardiac operations：electrophysiologic evaluation of risk factors. Chest. 1998;113:8－14.
2. Urmey WF，Talts KH，Sharrock NE. One hundred percent incidence of hemidiaphragmatic paresis associated with interscalene brachial plexus anesthesia as diagnosed by ultrasonography. Anesth Analg. 1991;72:498－503.
3. Urmey WF，McDonald M. Hemidiaphragmatic paresis during interscalene brachial plexus block：effects on pulmonary function and chest wall mechanics. Anesth Analg. 1992;74:352－7.
4. Fujimura N，Namba H，Tsunoda K，Kawamata T，Taki K，Igarasi M，et al. Effect of hemidiaphragmatic paresis caused by interscalene brachial plexus block on breathing pattern，chest wall mechanics and arterial blood gases. Anesth Analg. 1995;81:962－6.
5. Urmey WF，Grossi P，Sharrock NE，Stanton J，Gloeggler PJ. Digital pressure during interscalene block is clinically ineffective in preventing anesthetic spread to the cervical plexus. Anesth Analg. 1996;83:366－70.
6. Urmey WF，Gloeggler PJ. Pulmonary function changes during interscalene brachial plexus block：effects of decreasing local anesthetic injection volume. Reg Anesth. 1993;18:244－9.
7. Hashim MS，Shevde K. Dyspnea during interscalene block after recent coronary bypass surgery. Anesth Analg. 1999;89:55－6.
8. Rau RH，Chan YL，Chuang HI，Cheng CR，Wong KL，Wu KH，et al. Dyspnea resulting from phrenic nerve paralysis after interscalene brachial plexus block in an obese male － a case report. Acta Anaesthesiol Sin. 1997;35:113－8.
9. Koscielniak-Nielsen ZJ. Hemidiaphragmatic paresis after interscalene supplementation of insufficient axillary block with 3 mL of 2% mepivacaine. Acta Anaesthesiol Scand. 2000;44:1160－2.
10. Messina M. Paolucci E，Casoni G，Gurioli C and Poletti V. A case of severe dyspnea and an unusual bronchoscopy. The Chilaiditi Syndrome. Respiration. 2008;76:216－7.
11. Sun N，Singh VM，Nguyen J，Brock-Utne JG. Interscalene block in a patient with previous open cardiac surgery (Submitted for publication，2011).

病例 10　硬膜外分娩镇痛——小心

42 岁女性(85kg,173cm)患者,要求行硬膜外分娩镇痛。这是她第 3 产次,之前做过无痛分娩,无并发症。患者既往病史无特殊,无手术史。行硬膜外穿刺后,导管置入顺利,予以 0.2%罗哌卡因通过硬膜外泵(Painsmart IOD,model ＃360～1101,Curlin Medical,Huntington Beach,CA92649)自控镇痛(PCEA),负荷剂量 6mL/30min,维持剂量 8mL/h。泵被固定在输液架上,高出患者头部约 30cm,由于泵之前已经被常规设定好,所以工作人员没有做调整。两小时后,患者顺利娩出一健康男婴,缝合外阴侧切口后,关闭硬膜外泵。30 分钟后,患者运动功能恢复。整个过程大概泵入了 40mL 罗哌卡因。患者对此次分娩镇痛很满意,对你表示感激。考虑到患者还要行输卵管结扎术,故硬膜外导管被保留,但泵已经被停止。

然而,两小时后,你被紧急叫到产房。原因是患者出现了双侧运动和感觉阻滞,感觉阻滞平面达到 T8。患者和她丈夫都焦急地望着你。

你再次查看硬膜外泵,确定其已被关闭。但你却注意到连接在泵上的 60mL 的注射器已经排空,里面本该有至少 20mL 的残留。你触摸泵的底部,并且查看附近的地面,却没有发现泄漏的痕迹。

问题

此时你会怎么做?你认为发生了什么?

推荐的处理方法

首先你安慰患者不用担心。

然后你告知她似乎是硬膜外泵出了问题，虽然已经关闭泵，不过却在持续泵入局麻药。你将硬膜外导管从泵上取下并将其完全拔出，之后对患者进行持续监测和抚慰。6～8 小时后，患者完全恢复。与此同时，你也证实了之前的猜测：泵被关闭后药液依然在持续输入(Omid Khodadadi，2009，personal communication)。在对硬膜外泵的检查中，你发现泵注装置的可压缩部分由一根传送带驱动，传送带上有一些凸起，一旦泵被关闭，凸起部分可以压迫输出通道中的柔软部分，从而阻止药液继续注入。如果凸起部分失效，由于静水压的作用，药液依然会流入。你还证实了注射器的位置离穿刺部位越高，药液流得越快。造成这种情况的原因可能是正常磨损，也可能是操作不当。大部分时候，我们无法预判输注泵何时会出问题[1]。

建议

记住：当你关闭硬膜外输注泵之后，最好将硬膜外导管和输注泵断开。

参考文献

1. Grover ER，Heath ML. Patient-controlled analgesia. A serious incident. Anaesthesia. 1992;47:402－4.

病例 11　有食管切除术病史患者的麻醉注意事项

患者为 55 岁男性(68kg，178cm)，准备在全麻下行全牙修补术。两个月前患者曾成功行"Ivor Lewis"食管中段切除术，目前可少量多次进食，体重有所增长。其余病史无特殊，已禁食禁饮 10 小时。

问题

你会如何实施麻醉诱导？你是否会在压迫环状软骨同时实施快速顺序诱导？如果会，理由是什么？

推荐的处理方法

有食管切除病史的患者行全麻诱导后存在发生胃内容物误吸的风险，为数不多的几个文献对此进行了报道[1-3]。这些报道应当引起重视，因为其中有相当多的病例都在全麻诱导期间发生了胃内容物的误吸[1]。

食管切除术会切除食管下端括约肌(LES)，还会造成胃部失去迷走神经的支配。去神经支配的胃需要行幽门成形术以防止出现胃潴留。要记住术后弛缓的胃部位于胸腔之内，仅仅是靠重力进行排空。

以下是关于这类患者麻醉管理方面的不同方法：

1.诱导前可以经口或鼻放置胃管进行胃部减压，不过需要征得手术医生同意，以免发生食管吻合口破裂。

2.可以考虑在坐位下为患者行清醒纤支镜引导插管[4]。

同食管正常患者一样，对有食管切除术病史的患者行环状软骨压迫是否有用还存在争议[5,6]。有研究表明，其并不能减少误吸的风险[5-7]。一个原因可能是压迫环状软骨并不能全程压闭颈段食管[8]。另外，术后颈段食管发生侧移而并不位于环状软管正后方[1]。

考虑到食管下端括约肌(LES)已经被切除，那么用甲氧氯普胺提高括约肌张力预防反流就毫无必要。不过，术前使用抗酸剂可能会有益处。

建议

在这种情况下，行坐位清醒纤支镜引导插管或许是最好的选择(更多讨论见第 20 章)。

参考文献

1. De Souza DG, Gaugen CL. Aspiration risk after esophagectomy. Anesth Analg. 2009;109:1352.
2. Black DR, Thangathurai D, Senthikumar N, Roffey P, Mikhail M. High risk of aspiration and difficult intubation in postesophagecotmy patients. Acta Anaesthesiol Scand. 1999;43:687.

3.Jankovic ZB, Miklosavljevic S, Stamenkovic D, Stojakov D, Sabjljak P, Pesko P. High risk of aspiration and difficult intubation in post-esophagectomy patients. Acta Anaesthesiol Scand. 2000;44:899—900.

4. Brock-Utne JG, Jaffe RA. Endotrachela intubation with the patient in a sitting position. Br J Anaesth. 1991;67:225—6.

5. Ng A, Smith G. Gastroesphageal reflux and aspiration of gastric contents in anesthetic practice. Anesth Analg. 2001;93:494—513.

6. Brock-Utne JG. Is cricoid pressure necessary? Paediatr Anaesth. 2002;12:1—4.

7. Brimacombe JR, Berry AM. Cricoid pressure. Can J Anaesth. 1997;44:414—25.

8. Smith KJ, Dobranowski J, Yip G, Dauphin A, CHoi PT. Cricoid pressure displaces the esophagus: an observational study using magnetic resonance imaging. Anesthesiology. 2003;99:60—4.

3. Jaukovic ZB, Mihailovic Z, Stamenkovic D, Stevakov D, Shubik P, Pesko P. High risk of aspiration and difficult intubation in post-esophagectomy patients. Acta Anaesthesiol Scand. 2000;44:859-860.

4. Brock-Utne JG, Jaffe RA. Endotracheal intubation with the patient in a sitting position. Br J Anaesth. 1991;67:225-6.

5. Ng A, Smith G. Gastroesophageal reflux and aspiration of gastric contents in anesthetic practice. Anesth Analg. 2001;93:494-513.

6. Brock-Utne JG. Is cricoid pressure necessary? Paediatr Anaesth. 2002;12:1-4.

7. Brimacombe JR, Berry AM. Cricoid pressure. Can J Anaesth. 1997;44:414-25.

8. Smith KJ, Dobranowski J, Yip G, Dauphin A, Choi PT. Cricoid pressure displaces the esophagus: an observational study using magnetic resonance imaging. Anesthesiology. 2003;99:60-4.

病例 12　一例重症肌无力患者的麻醉

今天你被安排给一名 52 岁男性(62kg,175cm)重症肌无力(MG)患者麻醉。9 个月前患者确诊为 MG,在检查时偶然发现脑动脉瘤,准备行介入栓塞术。在术前等待区你看到了患者,他告诉你 1 周前神经科医生给他增加了吡斯的明的用量,目前他认为无力症状比 1 周前有改善。但当被问及时,他也不能确定。检查患者没有发现上睑下垂和(或)复视,也没有发音和吞咽困难,不过当让其咳嗽时,力度明显减低。3 周前没有调整吡斯的明剂量时,患者曾行肺功能测定。和预期的一样,所有测定值都降低,不过都还可以接受。患者其余检查无异常。手术时间预计 3 小时。

问题

1.对于此患者你有什么顾虑吗？如果有,为什么？

2.你还有什么需要询问患者的吗？如果有,是什么？

3.对于重症肌无力需手术的患者,在麻醉管理中有哪 3 个方面是你需要考虑到的？

推荐的处理方法

1.咳嗽无力是个十分严重的问题。正是基于这方面的考虑,我停掉了这个患者的手术,并且让他回到神经科医生那儿调整吡斯的明剂量到最优后再安排手术。此外,他还需要重新做肺功能测定(在当前的吡斯的明剂量下)。如果患者术后不能咳嗽,那么会延长术后机械通气时间并增加术后肺部感染的概率。一旦术后患者不能拔管而需要辅助通气,那么要停机就会相当困难。

2.尽管患者目前已经调整了药物剂量并且自我感觉良好,但你仍需询问患者是否有譬如腹泻等服药过量的证据。这个问题相当重要,因为如果有新发的腹泻,可能暗示患者治疗过度。服药过量引起的肌力减弱很容易和肌无力引起的肌力减弱产生混淆,前者导致的肌力减弱通常进展缓慢,并且有可能诱发胆碱能危象以致需要机械通气。对于这个患者,1 周之后神经科医生打电话给我证实了我关于这个患者服药过量的判断。

3.对于重症肌无力患者行全身麻醉需要考虑以下 3 个方面:

(1) 术前用药的剂量。是否已经达到最优?

(2) 疾病本身引起的肌力减弱的程度。呼吸无力和延髓无力可能会导致患者术后发生误吸。患者是否可以将头抬离枕头?咳嗽是否有力?肺功能测定是必需的,并且须在当前服药剂量之下进行。术前,你还可以行 Snyder 火柴试验,即在患者不噘嘴的情况下吹熄距离 20~30cm 远的火柴。

(3) 手术对肌松的要求程度。如果手术无须肌松,那么就不要用肌松剂。在脑动脉瘤手术中,需要患者完全肌松,因为一旦手术过程中发生体动将会威胁患者生命,这对患者来说会是一场灾难。

建议

对于 MG 患者,在麻醉前需要满意回答 3 个问题:患者是否能进行充分的咳嗽?用药是否已经达到最优?术中是否要求充分的肌松?

病例 13　谁动了患者的牙齿?

40 岁男性(90kg,180cm)患者拟择期行输尿管镜肾结石激光碎石术。既往史无特殊。4 年前曾在全麻下行疝修补术。查阅当时的麻醉记录单记载插管和手术均顺利。检查患者气道时发现上颌前部一颗固定义齿。患者告诉你这颗牙齿是“永久性”的,自 17 年前安装至今没出现过任何问题。常规诱导后,面罩通气无困难。用防损伤直接喉镜进行插管,喉部暴露可达 1 级,顺利插入气管导管。麻醉手术过程平稳,术毕顺利拔管,之后患者被送往麻醉恢复室。在恢复室里,患者出现过一阵咳嗽。在意识恢复得稍好之后,他突然问道:“我的牙齿呢?”

你检查患者口腔发现前门牙位置安装的义齿果然不见了。患者告诉你之前从未出现过这种情况,并且不认为自己吞下了它。

问题

现在患者很不高兴,你该怎么做?

推荐的处理方法

我们之前曾报道过此病例[1]。

因为患者确信自己没有吞下义齿，所以我们对手术室、走廊和恢复室进行了搜查，不过一无所获。于是不得不行腹部 X 线扫描，结果发现胃部一个和义齿形状一致的异物影像。之后，我们请消化科医生会诊，由他在恢复室给患者行紧急胃镜检查，此时距离患者到达恢复室时间不超过两小时。不过，在胃镜下却没有看到异物。再次行 X 线扫描发现义齿已经到达小肠位置。继续观察直到确认患者没有出现腹痛、呕吐、发热以及呕血之后，患者被送回病房，此时距离患者被送到恢复室已经过去了 3.5 小时。第 2 天患者出院，并在出院后第 3 天将义齿随粪便排出。

建议

对于那些所谓的“永久性”义齿要特别留意，不要认为它们真的不会脱落。

参考文献

1.Lau G，Kulkarni V，Roberts GK，Brock-Utne JG. “Where are my teeth?” A case of unnoticed ingestion of a dislodged fixed partial denture. Anesth Analg. 2009;109:836－8.

病例 14　异常的二氧化碳波形

患者为 54 岁女性(160cm,90kg),拟经右前颞入路行颞浅动脉至大脑中动脉搭桥术。既往患者有双侧烟雾病、心房动脉瘤、阻塞性睡眠呼吸暂停综合征、高血压及高血脂病史。麻醉前你检查了麻醉机(Apollo,Drager medical ,Telford,PA),进行了漏气测试。一切正常。

在进行面罩预给氧时,你观察到二氧化碳波形正常。之后行麻醉诱导,按常规使用肌松剂,气管插管顺利,插管深度距门齿 23cm,听诊双肺呼吸音对称,监护仪上出现呼气末二氧化碳波形,证实气管导管位于气管内。你突然发现二氧化碳波形异常,出现平台期驼峰样改变(见图 14.1) 。此时呼吸参数示呼气末二氧化碳 36mmHg,潮气量 500mL,气道峰压30cmH_2O,呼吸频率 10 次/分,吸呼比 1 ∶ 4。考虑到可能是采样管漏气,你更换了一套新的采样系统。不过于事无补,波形依然和之前一样。

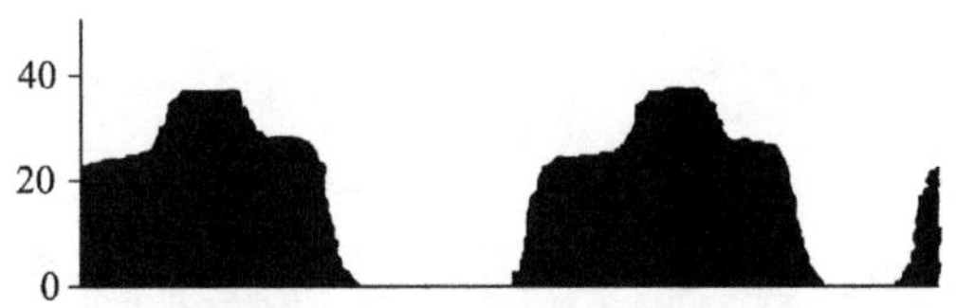

图 14.1　异常二氧化碳波形的呼气平台中段单驼峰样改变。(经允许,图片由 Jaffe 等[1]提供。)

问题

出现这种异常波形的原因是什么？

推荐的处理方法

二氧化碳波形平台中期出现驼峰样改变的原因是由于连接于水槽(Apollo,Drager medical ,Telford,PA)上的采样管过长,且水槽上有裂隙所致。我们已经发表了相关文章,称之为“单峰驼征”[1]。我们认为产生这种现象的原因为机械通气正压通气相和终末潮气(采集于螺纹管弯头处)到达气体分析仪的不同步性增加所致。在呼气相,水槽裂隙处的负压导致室内空气可以进入水槽将采集到的气体稀释,从而引起二氧化碳浓度降低,形成呼气平台的第一段。在正压通气的初始阶段,由于风箱产生的正压(气道峰压)使水槽裂隙处的负压翻转为正压,所以形成更高的驼峰样凸起(平台第二段),此段更能准确地代表呼气末二氧化碳水平,因为此时采集到的气体没有被稀释。平台第三段则是由于采样管长度过长导致无效腔量增加,引起呼气末产生的终末潮气到达分析仪的时间延长。

因此,采样管无效腔增大导致气体到达分析仪时间延长,再加上水槽上有裂隙,共同导致了“单峰驼征”的形成。

已有文献报道了图 14.2 所示的双相平台波形[2]。产生这种现象的原因是采样气体到达分析仪之前,有室内空气被吸入采样管,从弯头到气体分析仪之间的任何地方漏气或连接不佳都可以引起。在呼气相,由于采样泵吸力造成的负压导致空气进入采样管,引起呼气相采样管内二氧化碳的稀释。然而,随着正压通气的开始,泄漏处的压力梯度逆转。泄漏开始向外,稀释效应消除,导致的结果就是一个迟发的先于下降支的呼气平台出现。由于术前检查麻醉机时并未检查二氧化碳分析系统,因此并未发现此问题。

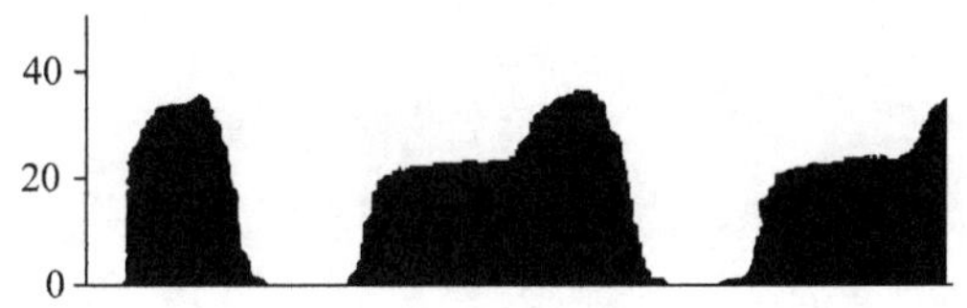

图 14.2　双相平台波形。(经允许,图片由 Jaffe 等提供[1]。)

建议

此病例说明了我们可以根据异常的二氧化碳波形推论出其产生的原因。对于安全实施麻醉，理解二氧化碳波形图的原理是必需的。

参考文献

1.Jaffe RA，Talavera JA，Hah JM，Brock-Utne JG. The Dromedary sign — an unusual capnograph tracing. Anesthesiology. 2008；109：49—50.

2. Body SC，Taylor K，Phillip J. Dual-plateau capnogram caused by cracked sample filter. Anesth Analg. 2000；90：233—4.

病例 15　一例脑室腹腔分流术的麻醉

76 岁女性(68kg,173cm)患者,拟急诊行脑室腹腔分流术。两周前患者曾行开颅脑动脉瘤切除术,目前处于昏迷状态,只对疼痛刺激有反应。目前患者生命体征平稳,有自主呼吸。靠鼻饲管提供营养,最近一次喂食是 6 小时之前。手术医生要求将平均动脉压控制在 80mmHg 左右,手术时间预计不超过 1 小时。

问题

1.诱导前你会拔除鼻饲管吗?

2.你考虑给患者行动脉穿刺测压吗?

3.你会使用肌松剂吗?

推荐的处理方法

1.是否移除鼻饲管存在争议[1,2]。我赞成移除,因为鼻饲管使得上下食管括约肌都丧失功能。但不管你如何决定,查看护理记录单以便明确最近的一次喂食时间是很重要的。在本例中,诱导前必须查看护理记录。当然,在诱导前还需要尽量将胃内容物吸出。此外,还推荐从鼻饲管注入抗酸剂。

2.术前应该行动脉穿刺置管测压以便术中将平均动脉压维持在80mmHg左右。术中可能需要使用缩血管药物来维持血压达到要求水平。

3.在预给氧之后,可以使用阿芬太尼 500～750μg 或其他静脉麻醉药物进行诱导。插管前按压环状软骨,不使用肌松药物。术中异氟烷维持。当患者自主呼吸恢复后,手术即可开始。如果术中呼气末二氧化碳超出正常范围,可以实施辅助通气。不过,术中需要保留患者自主呼吸。

为什么不能使用肌松剂? 因为手术开始之后,包括频率和节律在内的呼吸方面的任何改变都和手术操作有关。因此,自主呼吸成为一种神经监测指标。我的一些同事使用喉罩(LMA)替代气管插管,考虑到患者头部常常背对麻醉机和你,故喉罩存在一定风险。如果非要用,建议采用 Supreme 型喉罩(The Laryngeal Mask company Ltd. Le Rocher, Victoria, Mahe, Seychelles)。

建议

在脑室腹腔分流术中,不要忘记呼吸是最重要的神经监测指标。

参考文献

1. Ng A, Smith G. Gastresophageal reflux and aspiration of gastric contents in anesthesia practice. Anesth Analg. 2001;93:494－513.
2. Brock-Utne JG. Gastresophageal reflux and aspiration of gastric contents in anesthesia practice. Anesth Analg. 2002;94:762.

病例 16　肩部手术——小心

今天你的患者是一位 38 岁男性(90kg,185cm),准备行肩部重建术。患者既往体健,未常规服用任何药物,无手术史。本次的手术医生此前你从未和他合作过。常规采用芬太尼、丙泊酚和罗库溴铵诱导,顺利插入 9 号气管导管,深度 22cm。麻醉机正压通气,七氟醚维持麻醉深度。将患者摆为沙滩椅体位,左手固定于 McConnell 搁手架(Greenville,TX75401)上,此前你从未见过有手术医生使用过此类搁手架。手术开始,两小时后患者收缩压突然降至 60mmHg,测压部位为右踝关节。心率从 60 次/分升至 110 次/分,呼气末二氧化碳分压从 30mmHg 降至 15mmHg,氧饱和度从 100%降至 85%。此时呼吸参数同之前一样,也未发现明显失血,且 1.5 小时之内没有给予任何药物。

你判断发生了医源性静脉空气栓塞,马上让手术医生淹没术野,同时准备将头摇低。不过,此时手术医生却对你吼道:“住手! 等会儿再将头摇低!”

问题

在你将患者体位摇成头低脚高位之前,手术医生为什么制止你,他要做什么?

推荐的处理方法

认识到 McConnell 搁手架是和手术台侧边连接在一起的，这一点非常重要。因为患者手臂被固定在搁手架上，所以摇床的时候有可能造成肱骨头脱臼或骨及周围组织严重损伤。

这是发生我身边的一件真事，幸运的是手术医生很快设法撤开了 McConnell 搁手架。我们马上将患者摇成头低脚高位，数分钟内，血压和氧饱和度开始回升。之后患者顺利恢复，并于第二天出院。

值得注意的是，在此类手术中应当避免使用一氧化亚氮。一氧化亚氮扩散进入充满空气的体腔的速度是氮气逸出速度的 34 倍，这会导致气体容量急剧增加。

如果采用头低脚高位和淹没术野措施后无效，那么就应该考虑引起术中急性心血管衰竭的其他原因。在创伤患者中，这些原因包括心脏压塞、脂肪栓塞、溶血性输血反应或张力性气胸。在择期手术患者中，要考虑的原因包括心肌梗死、药物过敏、急性血容量不足。

大约有 9%的正常人存在卵圆孔未闭[1,2]。在这些病例中，静脉空气可以从右心房进入左心房从而进入体循环引起空气栓塞，此类反常栓子造成的最严重后果是脑梗死和心肌梗死。

建议

这个病例告诉我们，必须了解手术室中所使用的器械的功能及缺陷。

参考文献

1.Jaffe RA，Pinto FJ，Schnittger I，Brock-Utne JG. Intraoperative ventilator-induced right to left intracardiac shunt. Anesthesiology. 1991;75:153－5.

2.Jaffe RA，Pinto FJ，Schnittger I，Siegel LC，Wranne B，Brock-Utne JG. Aspects of mechanical ventilation affecting interarterial shunt flow during general anesthesia. Anesth Analg. 1992;75:484－8.

病例 17　一个没有陪伴的门诊手术患者

今天你在一家“独一无二”的门诊中心做麻醉。一名 25 岁男性(83kg，180cm)患者因为内侧半月板撕裂准备行膝关节镜检查。术前查看患者，询问病史及体格检查后评为 ASA1 级。护士告诉你患者没有陪伴，本来要陪伴患者回家的一个朋友现在也联系不上。你向患者强调麻醉后为了安全起见必须要有人陪伴，可患者很急切地想马上手术，并且可以接受手术在局麻下进行。于是手术医生在手术部位注射 1%利多卡因 20mL 加 0.5%布比卡因 20mL。手术开始，一切顺利，不过 1 小时后患者开始出现烦躁不安，于是你静脉给予其咪达唑仑 2mg、芬太尼 50μg，并分次给予丙泊酚 50mg 至总量达到 150mg。

患者被送往恢复室，术后 1 小时之内就已经可以喝水、进食及行走，还解了一次小便。他觉得自己非常健康，想亲自驾车回家。

问题

遇到这种情况你会怎么处理？让他驾车回家，还是怎么办？

推荐的处理方法

绝对不要让这种患者自己驾车回家。已经有两个病例给我们提供了深刻的教训[1]。这两个病例中的患者都是在没有陪伴的情况下，在门诊手术室实施局麻加静脉镇静之后被允许驾车回家。两例患者都发生了车祸并且受伤严重。事实上，其中一例患者甚至四肢瘫痪。两个病例最后都闹上了法庭。在第一个病例中，由于镇静由麻醉医生实施，故麻醉医生被判有罪而骨科医生不用承担责任。而另一个病例中，手术医生在术前开医嘱让护士给予患者劳拉西泮 1mg 口服镇静，然后在局麻下实施手术，手术过程顺利，术中未予以其他任何静脉镇静药物，手术全程无麻醉医生参与。术后患者自驾回家，途中遭遇车祸。之后患者将护士和手术医生告上法庭，法院调查结论为患者在使用了镇静药物的情况下依然被允许驾车回家，护士和医生由于疏忽应当承担相关责任。在第两个病例的车祸中还涉及另外一辆车，车上的伤者也提出了控告且获得了赔偿。

在门诊手术中心手术后，在没有陪伴的情况下允许患者回家违背了由美国麻醉医师协会（ASA）、加拿大麻醉医师协会、英国麻醉联合协会及澳大利亚日间手术委员会发布的相关准则。研究表明，在麻醉恢复期患者普遍存在精神运动障碍及认知缺陷[2-4]。这些国家的相关准则并未将镇静、局部麻醉和全身麻醉区别对待，不管采用何种麻醉方式，手术患者都应该在有人陪同的情况下才能回家[1]。此外还有研究[5,6]表明，当满足回家条件时大部分患者其实并未完全恢复至正常状态。可以回家并不等同于可以逛街[1]。

正如之前所述，对于没有陪伴的患者的主要顾虑是在门诊手术后是否可以让其驾车回家[1]。以上提到的几个麻醉协会，除了 ASA 以外，都建议 24 小时之内禁止驾驶车辆。Chung 等[7]进行了一项研究，他将研究对象分为两组，一组为全麻术后患者，一组为健康志愿者，在模拟器上对比两组的驾驶表现：结果发现手术患者组在术前和术后的表现都不如健康志愿者。对于手术患者组在术前的驾驶表现依然不如健康志愿者，可能是术前紧张所致[7]。这是一个重要的信息。

有人也许会问，如果患者只是在局麻下手术该如何处理。在这种情况下，大部分门诊手术中心会允许患者驾车回家。但是，一旦患者在中心接受了镇静治疗，不管是术前、术中，还是术后，都不能驾车。如果患者没有陪伴，你可以帮患者叫一辆出租车送其回家。如果患者付不起车钱，那么对不起，你要帮他们付。不要指望能把钱要回来，不过千万要记得向司机要一张收据。坐出租车被证明是一种安全且经济的方法。不过，你或者医院工作人员得亲眼看到患者上车，因为术后患者的顺从性是一个需要考虑的问题[8,9]。

建议

不管患者是全身麻醉、麻醉监护（提供或不提供镇静），还是单纯局麻[1]，手术后允许一个没有陪伴的患者从门诊手术中心驾车回家都是不被推荐的。

参考文献

1. Chung F, Assmann N. Car accidents after ambulatory surgery in patients without an escort. Anesth Analg. 2008;106:817−20.
2. Grant SA, Murdoch J, Millar K, Kenny GNC. Blood propofol concentration and psychomotor effects on driving skills. Br J Anaesth. 2000;85:396−400.
3. Chung F, Seyone C, Dyck B, Chung A, Ong D, Taylor A, et al. Age related cognitive recovery after anesthesia. Anesth Analg. 1990;71:217−24.
4. Ward B, Imarengiaye C, Peirovy J, Chung F. Cognitive function is minimally impaired after ambulatory surgery. Can J Anaesth. 2005;52:1017−21.
5. Thapar P, Zacny JP, Thompson W, Apfelbaum JL. Using alcohol as a standard to assess the degree of impairment induced by sedative and analgesic drugs used in ambulatory surgery. Anesthesiology. 1995;82:53−9.
6. Lichtor JL, Alessi R, Lane BS. Sleep tendency as a measure of recovery after drugs used in ambulatory surgery. Anesthesiology. 2002;96:878−83.
7. Chung F, Kayumov L, Sinclair DR, Moller HJ, Shapiro CM. What is the driving performances of ambulatory surgical patients after general anesthesia? Anesthesiology. 2005;103:951−6.
8. Correa R, Menezes RB, Wong J, Yogendran S, Jenkins K, Chung F. Compliance with postoperative instruction: a telephone survey of 750 day surgery patients. Anaesthesia. 2001;56:481−4.
9. Cheng CJC, Smith I, Watson BJ. A multicenter telephone survey of compliance with postoperative instructions. Anaesthesia. 2002;57:778−817.

病例 18　腹腔镜检查的并发症

今天你准备给一位右输卵管异位妊娠的女性(72kg,178cm)患者麻醉。该患者 28 岁,既往体健,ASA 评级 1 级。常规诱导,1%～2%七氟醚+70%一氧化亚氮与氧气混合维持。手术医生放置尿管,末端连接一软塑料集尿袋。用 100%二氧化碳建立人工气腹,气腹压 16mmHg。15 分钟后你发现集尿袋被气体充满,变得很膨胀。

问题

你诊断为膀胱破裂,并告知手术医生。他显得很不高兴,说道:"你凭什么说是膀胱破裂?"

你有什么办法证明集尿袋里的气体成分从而让手术医生心服口服吗?

推荐的处理方法

已经有文献[1-3]详细地报道了腹腔镜手术中的膀胱破裂。在这些病例中，由于膀胱破裂，集尿袋迅速被气腹中泄漏出的二氧化碳充满。

为了说服手术医生发生了泌尿系统的损伤，你将连接于弯头处的呼气末二氧化碳接头取下，在末端接上一根 20 号的针头，将其插入集尿袋中尿液上方。如果你的判断正确，那么在监护仪上将会显示二氧化碳波形。这将让那些“自以为是”的手术医生哑口无言[4]，不得不承认你是对的。这种“嗅探”技术也可以用于判别挥发罐是否发生漏气[5]。

建议

腹腔镜手术中发生的膀胱破裂已有大量文献报道。为了说服手术医生尿袋中的气体为二氧化碳，利用二氧化碳分析仪是一个简单有效的方法。

参考文献

1. Schanbacker PD, Rossi LJ, Salem MR, Joseph NJ. Detection of urinary bladder perforation during laparascopy by distension of the collection bag with carbon dioxide. Anesthesiology. 1994;80:680－1.
2. Classi RM, Sloan PA. Intraoperative detection of laparascopic bladder injury. Can J Anaesth. 1995;42:415－6.
3. Sia-Kho E, Kelly RE. Urinary drainage bad distention: an indication of bladder injury during laparascopy. J Clin Anesth. 1992;4:346－7.
4. Valenta K, Brock-Utne JG. Confirmation of urinary bladder perforation during laparscopy. Remember the capnography (Submitted for publication 2011).
5. Bolton P, Brock-Utne JG, Sumaran AA, Armstrong D. A simple method to identify an external vaporizer leak (the “Sniff” method). Anesth Analg. 2005;101:606－7.

病例 19　一例肌萎缩性侧索硬化症患者的麻醉

今天你被安排给一名肌萎缩性侧索硬化症(ALS)的患者麻醉。患者 43 岁,体重 65kg,身高 178cm,术前已经预防性安装了膈肌起搏器(DPS)。DPS 通常用于治疗四肢瘫痪患者通气不足[1,2]。手术将在腹腔镜下进行。患者其余病史无特殊,用力肺活量大于 50%,心电图正常。术前予以咪达唑仑 1mg,甲氧氯普胺 10mg。入手术室行常规心电监护,以 0.05μg/(kg·min)的速度将瑞芬太尼持续泵入,之后静脉推注 150mg 丙泊酚。3%七氟醚与 100%纯氧混合吸入。诱导期(包括随后的整个手术过程)没有使用任何肌松剂。予以 160mg 利多卡因(LTA 360 Kit, Hospira Inc., Lake Forest, IL 60045)气管喷雾表麻之后,带套囊气管导管顺利插入,通过双肺听诊以及呼气末二氧化碳波形确认导管位于气管内。Appllo 麻醉机(Drager Medical, Telford, PA)实施机械通气,潮气量为 8～10mL/kg,频率10～12次/分。这种型号的麻醉机可以在屏幕上显示压力容量(P/V)波形。麻醉维持采用瑞芬太尼 0.05μg/(kg·min)持续泵入及 30%氧气+70%氧化亚氮+(1%～1.5%)的七氟醚混合吸入。因为没有使用肌松剂,你担心气腹不能持续维持。不过你的担心被证明是多余的[3]。

手术医生将起搏电极置于两侧半膈之上[1]。停止麻醉机机械通气,改由单纯起搏器驱动维持通气。通过测定电极产生的透过膈肌的最大压力(由患者体外的传感器记录),可以确定 DPS 的最佳位置。不过,你认为这并不是确定最佳位置的最好方法。

问题

在此病例中是否有其他方法可以确定安放电极的最佳位置?

推荐的处理方法

通过对比由 DPS 驱动通气所产生的 P/V 曲线和由 Apollo 麻醉机机械通气所产生的 P/V 曲线,可以确定电极放置的最佳位置[3]。

ALS 是一种快速进展的神经肌肉疾病,发病原因未知。它影响上下运动神经元,引发肌无力、反射亢进和肌萎缩等症状。值得注意的是,在临床症状首次出现之前就已经有高达 80%的运动神经元受损[4]。男性发病率高于女性,确诊后生存年限为 3～5 年。死亡原因通常为呼吸系统并发症。

Asai 等[5]的研究表明,一些死于心脏骤停的 ALS 患者通常伴有 QTC 间期的延长。我们也对 3 例全麻 ALS 患者进行了研究,发现其中 1 例出现了短暂的 QT 间期延长,不过并没有对患者造成不良后果。这些研究给我们的提示是,在面对此类患者时,可能需要谨慎应用可能导致 QT 间期延长的药物,比如甲氧氯普胺和昂丹司琼。

建议

通过对比由 DPS 驱动通气产生的 P/V 环和由麻醉机机械通气产生的 P/V 环,可以确定最优的起搏电极放置位置。此外,所有的 ALS 患者都应该做包括超声心动图在内的术前心脏检查。

参考文献

1. Onders RP, Elmo KJ, Ignagni AR. Diaphragm pacing stimulation system for tetraplegia in individuals injured during childhood or adolescence. J Spinal Cord Med. 2007;30:S25－9.
2. Dimarco AF, Onders RP, Kowalski KE, Miller ME, Ferek S, Mortimer JT. Phrenic nerve pacing in a tetraplegic patient via intramuscular diaphragm electrode. Am J Respir Crit Care Med. 2002;166:1604－6.
3. Schmiesing CA, Lee J, Morton JM, Brock-Utne JG. Laparascopic diaphragmatic pacer placement — a potential new treatment for ALS patients: a brief description of the device and anesthestic issues. J Clin Anesth. 2010;22:549－52.

4. Mitusmuto H. The clinical features and prognosis in ALS. In：Mitsumoto H，Munsat T，editors. Amyotropic lateral sclerosis. A guide for patients and families. 2nd ed. New York：Demos；2001. p. 27.
5. Asai H，Hirano M，Udaka F，Shimada K，Oda M，Kubori T，et al. Sympathetic disturbances increase risk of sudden cardiac arrest in sporadic ALS. J Neurol Sci. 2007；254:78－83.

病例 20　一例胸导管修复术

72 岁男性患者，因患 Barrett 食管炎行食管切除术。10 天之后，患者出现进行性呼吸困难再次入院。诊断为左侧胸腔大量积液。置入胸引流管后引出奶油样液体。由于乳糜液持续不止，故准备行胸导管修复术。为了定位受损胸导管位置，术前 3 小时给予患者牛奶和重奶油混合液（50∶50）250mL 口服，目的是为了在术中便于观察牛奶样液体从受损胸导管处渗出以利于修补。

手术当日，患者带着胸引瓶进入手术室，引流通畅。听诊发现左肺中部和基底部呼吸音减弱。患者告诉你他已经饮用了重奶油和牛奶混合液。你查看护理记录，证实上午混合液已给予，不过具体时间不详。

你担心发生误吸，故决定在环状软骨按压下进行快速诱导。

问题

1.环状软骨按压有用吗？

2.在全麻诱导前你还有其他什么需要做的？

3.诱导前应用甲氧氯普胺提高食管下段括约肌张力是否可行？

推荐的处理方法

1.要确认上次食管切除术的手术方式以便明确术后食管和胃的位置，这一点很重要。如果术后解剖位置发生改变导致位于环状软骨之后的是胃而不是食管，那么按压环状软骨显然无效。按压胃对误吸的预防是没有用处的[1]。

2.另外需要确认的是重奶油和牛奶混合液的给予时间。曾有过相似病例发生误吸的报道[2]。在那个病例中，混合液在诱导前 30 分钟才被给予。经证实，通过空肠造口管给予混合液比经口给予更为安全[3]。

3.由于初次手术已经将食管括约肌切除，故给予甲氧氯普胺不起任何作用。

本病例来自于之前引用过的病例[2]，此患者发生了误吸。我们采取了所有减少误吸损伤的措施，包括将头摇低、咽部吸引、双腔管插管、辅助通气前主支气管和左右支气管强力吸引。值得注意的是，用纤支镜吸引效果更佳。

此类手术之前需口服奶油牛奶混合液的做法始于 1985 年。此病例[2]似乎是唯一一例公开发表的发生了误吸的病例报道。此类手术患者存在误吸高风险主要是基于几个原因：食管切除术之后，食管括约肌缺如，即使不放全麻，反流的发生率也相当高。Orringer 等人[4]报道的此类患者反流发生率高达 30%。此外，对于这例患者[2]，口服混合液的时间和诱导时间间隔只有 30 分钟。如果有人意识到这一点，手术时间应该至少推迟到 3 小时以后。不过，禁食 3 小时有可能还不够，因为成人口服此类混合液后的安全禁食时间还不明确。在婴幼儿，推荐进食母乳后的安全禁食时间至少应该 3 小时[5]。在此病例中，清醒纤维支气管镜下插管应该是更好的选择[6]。

患者能够在发生误吸后存活主要是由于误吸物的 pH 值为 7[7]。然而，报道中提到误吸 pH 值低的清液和误吸其他物体后的临床表现相似，故或许混合物的 pH 值其实并不很重要，重要的是肺对误吸物的反应。

建议

如果一个做过食管切除术的患者来手术，那么麻醉医生们应该提高警惕,特别是那些术前口服过奶油牛奶混合液的患者。

参考文献

1. Hoftman N. Cricoid pressure not protective in patients that have undergone esophagectomy. Anesth Analg. 2007;104:1303.
2. Brodsky JB, Brock-Utne AJ, Levi D, Ikonomidis JS, Whyte RI. Pulmonary aspiration of milk/cream mixture. Anesthesiology. 1999;91:1533－4.
3. Orringer MB, Bluett M, Deep GM. Aggressive treatment of chylothorax complicating transhiatal esophagectomy without thoracotomy. Surgery. 1988;104:720－6.
4. Orringer MB, Marshall B, Stirling MC. Transhiatal esophagectomy for benign and malignant disease. J Thorac Cardiovasc Surg. 1993;105:265－77.
5. Litman RS, Wu CL, Quinlivan JK. Gastric volume and pH in infants fed clear liquids and breast milk prior to surgery. Anesth Analg. 1994;79:482－5.
6. Brock-Utne JG, Jaffe RA. Endotracheal intubation with the patient in a sitting position. Br J Anaesth. 1991;67:225－6.
7. Raidoo DM, Rocke DA, Brock-Utne JG, Marszalek A, Engelbrecht HE. Critical volume for pulmonary acid aspiration. Reappraisal in a primate model. Br J Anaesth. 1990;65:248－50.

病例 21　被咬闭的加强型气管导管

30 岁男性患者，既往体健，因车祸致面部伤，拟行耳鼻及咽喉部手术。常规麻醉诱导，顺利插入 8 号加强型气管导管。在长达 10 小时的手术之后，患者面部和颈部已经明显肿胀。本来想行气管切开，不过由于颈部肿胀太厉害而放弃，于是将患者改送 ICU 继续机械辅助通气。考虑到可能的喉部水肿，你没有用换管器将加强管换成普通气管导管。

第 2 天患者从镇静中清醒，开始用力咬住加强气管导管，导致管腔被完全咬闭。由于加强管的特性，即使在患者张口时闭合的管腔也无法复原，致使患者无法呼吸，机械通气也无法进行。氧饱和度很快降到 80%，患者出现明显发绀。不过还好，你可以很容易地打开患者的口腔。

问题

此时你该怎么做？

推荐的处理方法

用止血钳可以轻易让变形的加强管基本复原[1]。随着加强管重新变通畅，患者氧饱和度升至 100%。之后如果你考虑更换受损的加强管，可以用导管交换器或者弹性树胶探条[2]。如果交换器或探条无法通过，可以将导管受损以上的部位切断后再行放入。

建议

使用加强型气管导管时，最好放置牙垫，或者经鼻插管，这样可以预防导管阻塞或者被患者咬闭[3,4]。

参考文献

1. Vogel T, Brock-Utne JG. Solution to an occluded reinforced (armored) endotracheal tube. Am J Anesthesiol. 1997;2:58－61.
2. Robles B, Hester J, Brock-Utne JG. Remember the gum-elastic bougie at extubation. J Clin Anesth. 1993;5:329－31.
3. Kong CS. A small child can bite through an armored tracheal tube. Anaesthesia. 1995;50:263.
4. King H-K, Lewis K. Guedel oropharangeal airway does not prevent patient biting on the endotracheal tube. Anaesth Intensive Care. 1996;24(6):729－30.

病例 22　一例经鼻胃管置入困难患者

患者为 68 岁男性，体重 68kg，身高 175cm，因腹部急性疼痛，进行性腹胀伴肛门停止排气排便两天而入院，拟行急诊剖腹探查术。两周前患者曾行右半结肠切除术，其余病史无特殊。目前患者已 14 个小时没有进食。体格检查气道 Mallampati 分级为 1 级，牙齿全部缺失。实施快速顺序诱导，插入气管导管顺利。手术医生要求经鼻给患者放置胃管，不过你发现无论如何胃管都无法进入。你尝试用手指引导胃管尖端告失败。之后用不同型号的喉镜片直视咽后部并用插管钳辅助，均告失败。你还将鼻胃管放入冰块中使之变得更硬以利插入。不过，这除了造成鼻出血之外毫无用处。

问题

你将采用什么办法将鼻胃管置入？

推荐的处理方法

短可视喉镜(Verathon,Bothell,WA 98011)可以在插管时提供咽喉部影像以方便困难气道插管。此喉镜简单易用,只需用镜片将会厌挑起,就可以从屏幕上清楚地看到喉部的结构,从而轻松地将胃管插入[1]。

在麻醉后患者、瘫痪患者、已经插管患者以及意识不清患者中,如果患者为自然平卧位,置入胃管的一次成功率只有 50%[2,3]。最常见的胃管受阻的部位为梨状窝和杓状软骨[4]。一旦受阻,那么之后鼻胃管很可能会反复受阻于同一位置[5]。方便胃管置入的方法很多,包括:通过劈开的气管导管进行引导,经喉前部置入,使用插管钳辅助,输尿管导丝引导,将患者头部弯曲,手指引导以及颈部偏向一边进行压迫[3,5-9]。最后一种是我最喜欢的方法,因为颈部偏向一边后产生的压力会将梨状窝压闭,从而使得胃管不会受阻于此。

建议

当经口或经鼻放置胃管困难时,记得要想到可视喉镜。事实上,有时候放置胃管会成为麻醉过程中最大的挑战。任何有利于胃管放置的建议都应该乐于接受。

参考文献

1. Hunter CW, Cohen S. A new use for the Glidescope. Anesth Analg. 2006;103:509.
2. Bong CL, Macachor JD, Hwang NC. Insertion of the nasogastric tube made easy. Anesthesiology. 2004;101:266.
3. Mahajan R, Gupta R. Another method to assist nasogastric tube insertion. Can J Anaesth. 2005;52:652－3.
4. Parris W. Reverse Sellick maneuver. Anesth Analg. 1989;68:423.
5. Appukuty J, Shroff PP. Nasogastric tube insertion using different techniques in anesthetized patients: a prospective, randomized study. Anesth Analg. 2009;109:832－5.
6. Ozer S, Benumof JL. Oro-nasogastric tube passage in intubated patients: fiberoptic description of where they go at the laryngeal level and how to make them enter the esophagus.Anesthesiology. 1999;91:137－43.
7. Flegar M, Ball A. Easier nasogastric tube insertion. Anaesthesia. 2004;59:197.
8. Sprague DH, Carter SR. An alternative method for nasogastirc tube insertion. Anesthesiology. 1980;53:436.
9. Campbell B. A novel method of nasogastric tube insertion. Anaesthesia. 1997;52:1234.

病例 23　抗磷脂抗体综合征患者全麻中的注意事项

42 岁女性(ASA 2 级)患者,拟在门诊行功能性鼻内镜手术。既往有高血压、轻度 COPD 以及抗磷脂抗体综合征病史,无麻醉手术史,其余病史无特殊。患者入手术室后行标准监护,氧饱和度探头夹在无名指上[1]。常规诱导顺利,入睡后插管前用胶布将患者眼睛黏合,整个手术过程中眼睑闭合良好。手术和拔管过程均无特殊。术后胶布被轻易完整地撕开。患者苏醒后未诉疼痛和不适,随后被送往恢复室。在送往恢复室途中以及到恢复室之后,均未见患者揉擦过眼睛。

20 分钟后,患者主诉右眼不舒服。你检查后诊断为右眼结膜充血。患者视力未出现异常。

问题

此时你该怎么做? 为什么会发生这种情况?

推荐的处理方法

在这种情况下一定要记得呼叫眼科医生会诊。在这个病例中[2],经过荧光素染色检查,发现患者角膜上出现了一条 1.5cm 长的线性纵向裂伤,位于角膜表面中下部位。结合损伤位置和损伤表现综合考虑,眼科医生排除了物理因素导致损伤的可能,认为很可能是由于眼睛过度干燥引起。随后对该患者采用抗生素眼膏治疗,当晚患者出院,之后痊愈。

文献综述提示,眼睛干燥以及随后可能发展而成的角膜损伤和潜在性自身免疫性疾病似乎有很强的相关性[2]。然而,目前还没有文献对此进行专门的研究。在我们的病例报道[2]发表之后,我们又发现了两例发生在基底部的慢性眼干患者,这两例患者均为全麻且均不是眼科手术。其中一例较为严重,依据以往的经验,我们及时应用了眼膏阻止了其发展为角膜干裂。另一例患者之前已经明确诊断为干燥综合征,因此在整个手术过程中我们采取了生理盐水间断浸润眼部的方法进行预防。两例患者均未发展为角膜干裂。

对于非眼科手术而言,发生在全麻期间的眼睛损伤是很普遍的。造成此种现象的主要原因是眼睑闭合不全及眼睛干燥[3,4]。

在本例中,由于眼睛过度干燥导致的角膜干裂极有可能是由抗磷脂抗体综合征所引起。应对此问题的重点在于预防,通常情况下我个人习惯使用生理盐水而不是眼膏和(或)润滑油。因为眼膏或润滑油会产生诸如视物模糊、红疹及眼睛不适等副作用[5,6]。曾有一例小儿患者使用油性眼膏后发生爆炸的病例报道(Elliot Krane,personal communication 2008)。我也遇到很多患者在使用油性眼膏后诉严重的视物不清。

建议

对由自身免疫引起的眼干患者施行全身麻醉时,应当采取预防措施以避免术后发生角膜干裂。

参考文献

1. Brock-Utne JG, Botz G, Jaffe RA. Perioperative corneal abrasions. Anesthesiology. 1992;77:221.
2. Kulkarni V, Lau G, Brock-Utne JG. Prevention of corneal abrasions in patients with autoimmune dry eyes. Anesth Analg. 2009;108:385—6.
3. Gild WM, Posner KL, Caplan RA, Cheney FW. Eye injuries associated with anesthesia. A closed claims analysis. Anesthesiology. 1992;72:204—8.
4. Batra YK, Bali IM. Corneal abrasions during general anesthesia. Anesth Analg. 1977;56:363—5.
5. Siffring PA, Poulton TJ. Prevention of ophthalmic complications during general anesthesia. Anesthesiology. 1987;66:569—70.
6. White E, Crosse MM. The etiology and prevention of peri-operative corneal abrasions. Anaesthesia. 1998;53:157—61.

参考文献

病例 24　一例气道意外

ICU 呼叫你去处理一例困难气道。到达现场后，你看到一位 86 岁男性患者正不停地咳嗽。护士告诉你患者为突发性咳嗽，她已经嘱患者深呼吸，不过没用。你查看患者，发现其氧饱和度只有 86%，处于坐位，正用手紧紧抓住自己脖子，不过却张不开口，无法表达，看起来处于濒死状态。

查看病历得知患者是由于不慎从楼梯摔下导致硬膜下血肿，3 天前行血肿清除术后被送入 ICU。

当时手术是在局麻下进行，患者耐受良好。你翻看以前的麻醉记录单，不过对目前你面临的状况毫无帮助。

你安排做胸部 X 线检查，但你却不知道你想寻找什么。你显得有些手足无措。

问题

面对此情此景，你有什么建议？

推荐的处理方法

胸部 X 线检查发现一根鼻咽通气管滑入了气管，其尖端已经位于右主支气管内。你叫护士准备好麻醉机，予以七氟醚＋100％氧气混合吸入。当患者入睡之后，使用 MacIntosh 喉镜片配合 Magill 钳将其轻松取出。已经有描述此种方法的相关病例报告[1]。

以往的一些研究已经让人们开始注意到了此问题。已经有一些关于怎样固定鼻咽通气管的建议以避免此类问题的发生[2-4]。Mobbs[3]建议在鼻咽通气管近端垂直插入一根安全别针以避免移位，不过当需要通过鼻咽通气管行咽部吸引时，别针会是一个阻碍，并且插入别针后的鼻咽通气管想连接三通供氧也不方便。Beattie[3]建议在近端连接一个气管导管接头，这样既可以避免移位，也不会影响吸引以及连接三通。Mahajan 等对此种方法进行了改进[4]。

建议

鼻咽通气管可能移位至气管内导致咳嗽以及严重的呼吸困难。对此应该引起重视，因为这种现象常有发生。

参考文献

1. Yokoyama T，Yamashita K，Manabe M. Airway obstruction caused by nasal airway. Anesth Analg. 2006;103:508－9.
2. Mobbs PA. Retained nasopharyngeal airway. Anaesthesia. 1989;44:447.
3. Beattie C. The modified nasal trumpet maneuver. Anesth Analg. 2002;94:467－9.
4. Mahajan R，Kumar S，Gupta R. Prevention of aspiration of nasopharyngeal airway. Anesth Analg. 2007;104:1313.

病例 25　术后呼吸困难

今天你值班，护士呼叫你说有患者在恢复室出现呼吸困难。你马上赶到恢复室，发现发生呼吸困难的患者为 28 岁女性，体重 85kg，身高 175cm，因附件肿块行机器人辅助输卵管－卵巢切除术，既往有高血压、哮喘（术前病历中记录哮喘药物治疗无效）和焦虑症病史。患者手术过程顺利，被送往恢复室后前 10 分钟也无特殊情况发生。由于天色已晚，负责给患者麻醉的医生已经下班。护士告诉你患者为突发呼吸困难。目前患者生命体征为：心率96 次/分，血压 160/90mmHg，氧饱和度 100%。正面罩给氧，氧流量为 10L。患者告诉你她不能呼吸，感到喉咙发紧，无胸部发紧。你看出她处于明显的焦虑之中，还发现其颈部处于屈曲位。体格检查听诊闻及吸气性喘鸣音。无发音困难，也无咳嗽和咳痰。

由于暂时找不到头绪，你使用最小剂量消旋肾上腺素后患者症状稍有改善，不过 10mg 地塞米松和 20mg 呋塞米静注无效。你安排的床旁胸部 X 线检查，没有发现异常。未见哮喘常见的肺过度通气以及支气管周围增厚征象。

问题

你会如何诊断？怎样治疗？

推荐的处理方法

使用纤维喉镜检查发现患者声带在吸气相时出现反常关闭(Seip LA, 2009, personal communication)。据此你诊断患者为反常声带运动障碍(PVCM)[1]。

PVCM 是在呼吸周期吸气相或(和)呼气相发生的声带反常内收,导致呼吸困难、喘息,伴或不伴喘鸣。这种临床表现很容易被误诊为哮喘,有患者甚至被误诊长达 15 年之久[2]。在许多急性发作的 PVCM 病例,药物根本无效,只能住院治疗,行气管插管甚至气管切开[3]。

PVCM 的总体发生率为 2.8%～12%[4,5]。心理因素被认为是主要的诱发因素。PVCM 和哮喘的关系尚不明确,不过和胃食管反流病(GERD)有很强的关联[6]。也有全身麻醉诱发 PVCM 的报道[7]。回顾性研究发现,大多数 PVCM 为自限性疾病,很少有患者发生长期后遗症[7]。

本病例在使用小剂量咪达唑仑之后患者症状缓解[8]。不过要记住:在使用镇静药物之前要确认患者是否存在二氧化碳潴留。

PVCM 和哮喘之间的主要差异可以概括如下:

PVCM 常见于年轻女性而哮喘任何年龄均可发生。PVCM 的诱发因素包括精神紧张、运动以及全身麻醉,而哮喘存在多种诱发因素。PVCM 患者通常会感到喉咙位置的紧缩感,而哮喘患者则是胸部的紧缩感。PVCM 患者可以在喉部听到明显的喘鸣音,而哮喘患者基本无法听到。此外,哮喘患者会产生痰液,会在半夜突然发作而惊醒,服用哮喘药物后会缓解,残气量会逐渐增加,胸片也有明显异常,PVCM 患者则没有这些表现。

建议

虽不常见,不过仍然要记住 PVCM 也是恢复室发生呼吸困难的原因之一。

参考文献

1. Ibrahim WH, Gheriani HA, Almohamed AA, Raza T. Paradoxical vocal cord motion

disorder; past, present and future. Postgrad Med J. 2007;83:164－72.

2. Morris MJ, Allan PF, Perkins PJ. Vocal cord dysfunction, aetiologies and treatment. Clin Pulm Med. 2006;13:73－86.
3. Maillard I, Schweizer V, Broccard A. Use of botulinium toxin type A to avoid tracheal intubation and/or tracheostom in severe paradoxical vocal cord movement. Chest. 2000;118:874－7.
4. Kenn K, WIller G, Bizer C. Prevalence of vocal cord dysfunction in patients with dyspnea. First prospective clinical study. Am J Respir Crit Care Med. 1997;155:A965.
5. Morris MJ, Deal LE, Bean DR. Vocal card dysfunction in patients with exertional dyspnea. Chest. 1999;116:1676－82.
6. Perkner JJ, Fennelly KP, Balkissoon R. Irritant associated vocal cord dysfunction. J Occup Environ Med. 1998;40:139－43.
7. Doshi DR, Weinberger MM. Long term outcome of vocal cord dysfunction. Ann Allergy Asthma Immunol. 2006;96:794－9.
8. Roberts KW, Crnkovic A, Steiniger JR. Post anesthesia paradoxical vocal cord motion successfully treated with midazolam. Anesthesiology. 1998;89:517－9.

病例 26　严重的局麻药全身中毒

42 岁男性(ASA 1)患者,体重 72kg,身高 183cm,拟行择期肘部手术。患者不愿全麻,要求行肌间沟阻滞。在术前准备区,你给予患者咪达唑仑 2mg 和芬太尼 50μg 静脉镇静。使用 Stimuplex-DIG 神经刺激仪(R. Braun, Inc., Bethlehem, PA 18018)在 C6 水平行肌间沟阻滞,引出刺激反应后,将电量调低至 0.4mA(持续时间 0.1ms, 2Hz),仍可诱发肱二头肌肌颤,两分钟内缓慢推注 40mL 混合药液(20mL 0.5%布比卡因+20mL 1.5%甲哌卡因)。注药期间患者一直处于清醒状态,未有出血及感觉异常。

注药完毕后拔出针头,约 30～40s 后,患者开始出现胡言乱语,随后呼吸停止,开始出现强直阵挛性发作。

问题

1.面对这种情况,你会如何处理?

2.你会马上应用脂肪乳吗? 如果不会,那么你会在什么时候用?

推荐的处理方法

先回答第 2 个问题，脂肪乳只能在标准复苏措施被证明无效之后才能使用[1]。

在 40 年的行医生涯中，我曾遇到过 6 次严重的局麻药全身中毒反应，其中 5 例为布比卡因引起，1 例为利多卡因。幸运的是，所有患者均完全恢复，没有任何后遗症。他们只记得在“灯光熄灭”（意识消失）之前，有针在刺他们身体的某个部位。

我把这 6 个病例的处理方法以及从中吸取的教训概括如下：

由于患者呼吸停止，在给予氯琥珀胆碱之后我马上给患者行快速气管插管，然后给予咪达唑仑或硫喷妥钠镇静阻止惊厥。建立人工气道进行辅助通气的目的是为了防止呼吸性酸中毒。在肌肉强直阵挛发生 30s 之内严重的呼吸性酸中毒就会出现，仅靠呼吸套囊面罩所提供的 8L/min 的氧气不能纠正这种酸中毒[3-5]。1960 年，Moore 和 Bridenbaugh[6] 报道了发生于 36 113 名患者中的 113 例严重局麻药全身中毒（呼吸停止、抽搐、循环衰竭）的病例，包括发病率和死亡率。通过研究这些病例，他们[6] 提出以下两点假设：①在肌肉强直阵挛发作的同时或数秒之内，严重的呼吸性酸中毒也会发生；②保证有效地氧供和心肌灌注可以避免发生严重而持久的局麻药中毒并发症。

Moore 和 Bridenbaugh[6] 指出了如何预防局麻药引起全身中毒以及中毒后如何避免死亡发生。我对其中几点进行了修改。

在执行任何区域阻滞之前，你必须做到以下几点：

1.对患者实施标准监护。这点同样适用于全身麻醉和（或）镇静监护。

2.立即使用药物进行复苏。

3.立即使用你用得最顺手的喉镜进行气管插管。

4.有效地吸引。

你可能注意到了，我并没有提到 Weinberg[1] 推荐的 20%脂肪乳。他建议脂肪乳应该放置在任何可能实施局部麻醉的地方，包括手术室、封闭治疗室、产科病房及整形外科门诊[1]。对此我持完全反对态度，理由是注射脂肪乳只是能够提高应用了过量布比卡因的老鼠或狗的存活率[7-9]。仅有两例病例报道[2,3] 发生循环衰竭的人类患者在应用脂肪乳之后成功复苏。其中 1 例为 Rosenblatt 等的报道[2]，不过在文章发表之后，*Anesthesiology* 杂志于

2006 年 3 月发表了所有有关这篇文章的读者来信。如果你读了这些信，那么你会发现 Rosenblat 的报告中还存在不少的疑问[6]。近来，Hicks 等[10]发现在布比卡因诱发心搏骤停的动物模型中，联合应用脂肪乳剂及肾上腺素和血管加压素并不能提高存活率。

建议

当你遭遇到局麻药引起的严重全身中毒反应时，千万要记得给氧。对于呼吸停止的患者，最好的给氧方法是气管内插管。

对于脂肪乳，我的建议是其作为治疗布比卡因引起的全身毒性的第一道防线的有效性还不是太确定。

参考文献

1. Weinberg G. Lipid Infusion resuscitation for local anesthetic toxicity. Anesthesiology. 2006;105:7－8.
2. Rosenblatt MA, Abel M, Fisher GW, Itzkovich CJ, Eisenkraft CJ. Successful use of a 20% lipid emulsion to resuscitate a patient after a presumed bupivacaine related cardiac arrest. Anesthesiology. 2006;105:217－8.
3. Warren JA, Thoma RB, Georgescu A, Shah SJ. Intravenous lipid infusion in the successful resuscitation of local anesthetic-induced cardiovascular collapse after supraclavicular brachial plexus block. Anesth Analg. 2008;106:1578－80.
4. Moore DC, Crawford RD, Scurlock JE. Severe hypoxia and acidosis following local anesthetic-induced convulsions. Anesthesiology. 1980;53:259－60.
5. Moore DC, Thompson GE, Crawford RD. Long acting local anesthetic drugs and convulsions with hypoxia and acidosis. Anesthesiology. 1982;56:70－2.
6. Moore DC, Bridenbaugh LD. Oxygen: the antidote for systemic toxic reactions from local anesthetic drugs. JAMA. 1960;174:842－7.
7. Moore DC. Lipid rescue from bupivacaine cardiac arrest: a result of failure to ventilate and maintain cardiac perfusion? Anesthesiology. 2007;106:636.
8. Winberg G, VadeBoncouer T, Ramaraju GA, Garcia-Amaro MF, Cwik M. Pretreatment or resuscitation with a lipid infusion shifts the dose-response to bupivacaine-induced asystole in rats. Anesthesiology. 1998;88:1071－5.
9. Winberg G, Ripper R, Feinstien DL, Hoffman W. Lipid emulsion infusion rescues dogs from bupivacaine-0 induced cardiac toxicity. Reg Anesth Pain Med. 2003;29:198－200.
10. Hicks SD, Salcido DD, Logue ES, Suffoletto BP, Empey PE, Poloyac SM, et al. Lipid emulsions combined with epinephrine and vasopressin does not improve survival in a swine model of bupivacaine-induced cardiac arrest. Anesthesiology. 2009;111:138－46.

病例 27　交通事故造成的颈部损伤

28 岁男性患者，体重 70kg，身高 185cm，因从摩托车上摔下被送到急诊室。由于腹腔穿刺抽出不凝血，考虑进行手术治疗，急诊科请你会诊以评估患者情况。

你赶到急诊科时，被告之患者在出事地点昏迷了大约 5～10 分钟，而此时距离车祸发生已经过去了 45 分钟。目前患者意识仍不是很清楚，显得有点不安和焦虑。患者既往病史不详，生命体征为：心率 118 次/分(未有心律失常)，血压 85/45mmHg，呼吸 28 次/分，体温 36.5℃。面罩吸氧(氧流量为 10L)下氧饱和度为 95%。肘前窝已经开放两根 16 号静脉通道。

行体格检查时，你发现患者颈椎处于巨大的颈托保护之下，前额部可见一处 8cm 裂伤，手臂及躯干处还有几处文身。胸部听诊清晰，胸前壁无皮下气肿征象。心脏听诊心音遥远，余无特殊。四肢都可以移动。胸部 X 线检查示肺部未见浸润，未有肋骨骨折、皮下气肿及血气胸。

你让血库准备两个单位红细胞悬液之后，便陪同患者去做 CT 扫描。CT 扫描示腹腔积血，疑似肝破裂，准备行剖腹探查术。由于手术室还没有做好准备，因此患者先暂时回到急诊科。在你回手术室准备期间，急诊科医生给患者放置了锁骨下静脉导管。

30 分钟后，患者由急诊科一名护士和一名护理员送到了手术室。

问题

在对患者进行麻醉前，你至少还有 3 件重要的事情要做。是哪 3 件事呢？

推荐的处理方法

以下是你在麻醉前要做的 3 件事：

1.将患者的颈椎颈托拿开检查颈部和胸部以确认：①皮下气肿。我知道你在急诊科已经检查了胸部，不过却没有检查颈部。我想对你说的是，病情处于不断变化之中，再检查一遍你绝对不会后悔。一旦出现皮下气肿，则提示严重气道损伤的可能。②任何开放性的创口。③血肿。④颈部钝性伤。⑤与插管相关的气道方面的检查。一旦发现任何异常，最好采用纤支镜引导插管。如果这个患者麻醉前没有取下颈托检查，可能会导致灾难性的后果。我就曾遇到过一次这种情况，也是一个带着颈托的急诊患者，麻醉前我没有取下颈托，行快速诱导后才发现无法对患者进行通气，也无法插管，不得不行紧急气管切开，差一点致患者死亡。

2.考虑到急诊科医生行了锁骨下深静脉穿刺，所以有必要再次对患者进行触诊、叩诊及听诊以明确有无气胸发生。如果可能，我一般会要求患者坐起来，以便可以检查背部。除了听诊之外，还要检查有无压痛（如肋骨骨折），观察皮肤有无变色，查找有无钝性伤的证据。对于本病例，之前 X 线片没有显示气胸并不代表患者之后不会发生气胸，何况之后还进行了锁骨下深静脉置管。我遇到过类似情况，如果你不加以警惕，说不定哪天你也会遇到。

3.使用中心静脉通道之前一定要先检查其是否通畅[1]，特别是在导管不是你亲自置入时。切勿轻信别人做的静脉通道，记住这一点你不会后悔。

建议

记得拿开颈托，认真检查气道。

参考文献

1. Ottestad E，Schmiessing C，Brock-Utne JG，Kulkarni V，Parris D，Brodsky JB. Central venous access in obese patients. A potential complication. Anesth Analg. 2006；102：1293－4.

推荐的处理方法

以下是你在麻醉前要做的3件事：

1.对患者的病情[illegible]予以确认[illegible]。[illegible]

[illegible]

2.[illegible]

3.[illegible]

建议

[illegible]

参考文献

1. Ottestad E, Schmiessing C, Brock-Utne JG, Kulkarni V, Parris D, Brodsky JB. Central venous access in obese patients: A potential complication. Anesth Analg, 2006; 102:1293-4.

病例 28　胸部刀砍伤患者

救护车把一名 28 岁男性(80kg,178cm)患者送到了急诊室。他在和别人打架时右胸被刀砍伤,伤口起至右侧胸骨 T6 水平,延向腋中线,长约 30cm。目前患者完全清醒,诉疼痛。生命体征平稳:心率 100 次/分,血压 120/79mmHg,呼吸 30 次/分。HCT 为 28%。追问既往病史无特殊。你认真检查患者,发现其已开始进行补液并已行肋间胸腔闭式引流,引流非常通畅,胸引瓶液面下可以看到粉红偏白色泡沫溢出,没有发现其他复合伤。之后患者被送入手术室准备行剖胸探查。胸科医生告诉你无需插双腔管。

问题

你将怎样麻醉这个患者? 手术医生说不需要双腔管,你会采纳他的意见吗? 为什么?

推荐的处理方法

考虑到创口的长度及胸引瓶里不断涌出的大量气泡，应当考虑支气管胸膜瘘的可能。刀砍伤造成成百上千的二三级细支气管断裂，所以我们看到胸引瓶里粉红偏白色的泡沫出现，这正是支气管胸膜瘘的临床表现。

在这个病例中，同之前有人描述过的一个病例一样[1]，我们在压迫环状软骨同时对患者实施快速顺序诱导，插入左侧双腔管。最初双肺都能通气，不过之后患者突然出现发绀，氧饱和度无法测出，马上夹闭右侧双腔管行左侧单肺通气。患者肤色迅速变为正常，氧饱和度升至 97%以上。探查发现肺部一条巨大裂伤，15cm 横膈裂伤以及 5cm 肝裂伤，行修补后关胸。关胸前右肺膨胀良好，不过再次行双肺通气时氧饱和度依然急剧下降无法维持，于是在接下来的 10 小时只得继续左肺单肺通气，期间患者生命体征平稳。当患者可以用双腔管进行自主双肺呼吸之后，拔出双腔管，继续在医院恢复 4 天之后出院。

如果我们使用的是单腔管，由于无法隔离右肺，那么就有可能导致灾难性后果。对于 ASA1－2 级的患者而言，在快速顺序诱导下使用双腔管并不会增加额外的气道风险。不过你得多准备两根小号的双腔管以备不时之需。可以使用 Brosky 技术[2]或纤维支气管镜[3]对双腔管进行定位。

建议

如果怀疑发生了支气管胸膜瘘，双腔管是明智的选择。

参考文献

1. Naiker S, Brock-Utne JG, Aitchison J. Major thoracic incisional injury: ventilator management. Anesth Analg. 1989;68:702.
2. Brodsky JB (ed) (1990) Thoracic anesthesia. In: Problems in anesthesia. Lippincott, Philadelphia.
3. Berry F, editor. Anesthetic management of difficult and routine pediatric patients. New York: Churchill Livingstone; 1986. p. 167.

病例 29　少见诱因引发的支气管痉挛

4 岁患儿，体重 24kg，准备行诊断性上消化道内镜检查。主要症状为不明原因间歇性呕吐。有哮喘病史，按需吸入沙丁胺醇。体格检查未发现异常，双肺听诊清晰。手术当日预防性使用 2.5mg 沙丁胺醇雾化剂吸入，并口服咪达唑仑，镇静效果良好。考虑到患儿情况，采用 8％七氟醚＋50％N_2O＋氧气混合吸入进行诱导。患儿入睡后置入口咽通气道，面罩加压给氧，压力峰值约为20cmH_2O。之后建立静脉通道，推注 36mg(1.5mg/kg)利多卡因以避免插管引起反射性支气管痉挛[1]。不过注射利多卡因之后，患儿马上出现双肺弥散性呼气性喘鸣，并且吸气相气道峰压明显增高。你马上关掉 N_2O，单纯采用七氟醚混合 100％氧气吸入。期间患儿氧饱和度能维持在 100％，且生命体征平稳。没有发现皮疹等过敏性或者类过敏性反应征象。

令你高兴的是，5 分钟后患儿喘鸣开始消失，气道峰压也降到 15cmH_2O。然后你在没使用肌松剂的情况下将气管导管顺利插入。之后未再发生支气管痉挛。

问题

你认为第一次支气管痉挛的原因是什么？

推荐的处理方法

最可能的诱因是静脉注射利多卡因[2]。尽管利多卡因可以减轻清醒气道高反应性志愿者对于吸入麻醉剂的反应[3]，不过也有其他一些研究表明静脉注射的利多卡因会引起离体气道痉挛[1,4]。具体原因还未知[1]。

还有一种可能造成此种突发性气道问题的原因是误吸，不过症状不会缓解得如此迅速。

在本病例中[1]，之后的麻醉过程顺利，未再发生支气管痉挛。内镜检查未发现反流证据。

建议

在哮喘患者中，静脉应用利多卡因可能导致气道痉挛。

参考文献

1. Chang HY, Togias A, Brown RH. The effects o systemic lidocaine on airway tone and pulmonary function in asthmatic subjects. Anesth Analg. 2007;104:1109－15.
2. Burches BR, Warner DO. Bronchospasm after intravenous lidocaine. Anesth Analg. 2008;107:1260－2.
3. Groeben H, Schlicht M, Stieglitz S, Pavlakovic G, Peters J. Both local anesthetics and salbutamol pretreatment affects reflex bronchoconstriction in volunteers with asthma undergoing awake fiberoptic intubation. Anesthesiology. 2002;97:1445－50.
4. Downes H, Loehning RW. Local anesthetic contracture and relaxation of airway smooth muscle. Anesthesiology. 1977;47:430－6.

病例30　曾行减肥手术患者的注意事项

今天你准备麻醉的患者是一个28岁女性，重90kg，身高170cm，拟行腹壁整形术。两年前患者曾因病态肥胖（当时患者体重为188kg）在腹腔镜下行胃束带手术，此次手术是为了去除腹部多余的皮肤。在胃束带手术之前，患者有胃食管反流、高血压和非胰岛素依赖糖尿病病史，不过手术之后，这些疾病引起的症状都消失了。

手术当日，患者常规禁食禁饮12小时。在麻醉等待区，你检查患者未发现任何异常，气道分级为2级。行静脉穿刺输液顺利，给予2mg咪达唑仑镇静，效果良好。之后患者被推入手术室，予以无创标准监护。

问题

你是否会考虑给患者施行快速顺序诱导？如果会，理由是什么？如果不会，理由又是什么？

推荐的处理方法

对于曾做过减肥手术的患者，都应该施行快速顺序诱导。因为做过此类手术的患者都伴有胃肠道解剖和生理方面的改变，包括胃肠道蠕动减弱以及食管下端括约肌松弛[1,2]，从而增加支气管误吸、吸入性肺炎以及长期肺部并发症的风险[5]。Di Francesco 等[6]发现，行垂直捆扎胃成形术后，食管下段基底部括约肌张力降低，导致胃酸反流概率增加。

有意思的是，Jean 等[4]发现肺部并发症只在术前没有使用 H2 拮抗剂的患者身上发生。

建议

做过肥胖治疗手术的患者存在肺部误吸的风险，应当在按压环状软骨的情况下施行快速顺序诱导。术前应当给予抗酸剂、甲氧氯普胺以及 H2 拮抗剂。

参考文献

1. Presutti RJ, Gorman RS, Swain JM. Primary care perspective on bariatric surgery. Mayo Clin Proc. 2004;79:1158－66.
2. Weiss HG, Nehoda HJ, Labeck B, Peer-Kuhberere MD, Klingler P, Gadenstatter M, et al. Treatment of morbid obesity with laprascopic adjustable gastric banding affects esophageal motility. Am J Surg. 2000;180:479－82.
3. Kocian R, Spahn DR. Bronchial aspiration in patients after weight loss due to gastric banding. Anesth Analg. 2005;100:1856－7.
4. Jean J, Compere V, Fourdrinier V, Marguerite C, Auquit-Auckbur I, Milliez PY, et al. The risk of pulmonary aspiration in patients after weight loss due to bariatric surgery. Anesth Analg. 2008;107:1257－9.
5. Alamoudi OS. Long-term pulmonary complications after laparascopic adjustable gastric banding. Obes Surg. 2006;16:1685－8.
6. Di Francesco V, Baggio E, Mastromauro M, Zoico E, Stefenelli N, Zamboni M, et al. Obesity and gastro-oesphageal acid reflex, physiopathological mechanism and role of gastric bariatric surgery. Obes Surg. 2004;14:1095－102.

病例 31　植入式起搏器中隐藏的有价值的信息

今天你被安排给一位 68 岁(重 84kg,身高 175cm)准备行根治性前列腺切除术的男性患者麻醉。让你沮丧的是,手术医生是一个善于“制造”出血的“高手”。患者既往有冠心病、高血压病史。术前心率 70 次/分,律齐,血压 140/85mmHg,吸空气时氧饱和度 97%。自述运动耐受性尚可,可以不停顿爬上两层楼。体格检查发现,患者左锁骨下方凸起,你确信应该是安装了起搏器造成的,不过却没有找到关于起搏器的任何信息。患者能告诉你的只是 3 年前就有这个凸起,他也不知道为什么会出现这个东西。由于患者的住院病历中没有关于起搏器的任何记录,所以考虑是在其他医院植入。幸运的是,美敦力公司的代表正好在手术等待区,你向他请教后得知,起搏器设定在起搏器依赖模式,电池也够用。他还告诉你起搏器的型号不是 AICD(AICD 即感知到心室纤颤或室性心动过速后直接发放冲动至心室)。

之后美敦力的代表重新将起搏器设置为非感知模式,类似于 VOO(心室起搏无感知功能)或 DOO(双腔起搏),设定频率为 70 次/分。

问题

1.你同意公司代表的做法吗?

2.你还可以从起搏器中发掘出哪些其他重要的信息?

推荐的处理方法

1.考虑到手术可能会大量出血，我建议采用 DOO 模式，频率设为 80 次/分。

2.大多数新式起搏器都可以持续监测和记录心脏基础节律，称之为“心脏罗盘直方图”。从中我们可以追溯过去 10 天患者发生心律失常的类型和频率。

在本病例中，我们在回顾直方图时郁闷地发现在术前患者曾有 4 天出现过新发的房颤。于是我们停掉手术，转而请心脏内科医生会诊。

如果是非速率依赖型起搏器，你可以不用管它或者将它设置为非同步模式。因为患者有自己的基础心率，最好不要轻易改变。疼痛、低血容量以及紧张都可以刺激患者自身心率加快。

千万要记住将电刀的负极片贴于远离起搏器的地方以减少干扰。如果不这样做的话，当心率低于设定心率从而需要起搏时，由于电极片的干扰起搏将无法进行，这将会导致心搏骤停或间歇性停搏。一旦这种情况发生，外科医生只能使用电刀短时烧灼或者干脆换成双极。

如果不幸你遇到了长时间心脏停搏和过多的间歇性停搏，那么你需要将一块磁铁放置于起搏器之上。对于大多新型起搏器（从 2006 年起）而言，磁铁可以将起搏器模式重置为类似于 DOO（起搏心房与心室但无感知功能）或 VOO（非同步心室起搏），频率为 80 次/分的非同步模式。现在你不怕电刀的干扰了。一旦你拿开磁铁，起搏器又会返回之前设定的 DDD 模式（起搏并感知心房与心室）。

建议

新型起搏器都有心脏罗盘直方图功能，它可以记录心脏基础节律以及近来发生的任何改变，无论对你还是患者，这都是很重要的信息。

病例 32　可以给麻醉后患者施行艾伦试验吗？

你正在给一位 62 岁男性患者麻醉，患者体重 60kg，身高 178cm，因胰腺癌行胰十二指肠切除术（Whipple 手术）。手术已经进行了两小时，一切顺利，只有少量失血。患者的两只手臂与手术台呈 80°角固定在搁手板上。不过令你沮丧的是，你发现患者留置 20 号动脉导管的右手呈现苍白色，比置管之前发生了明显变化。你还发现患者甲床无毛细血管充盈。你考虑出现了血管痉挛或者血栓。有两种办法处理这种情况：①暂时保留动脉导管，用加温毯对手进行加热至 45℃。如果甲床出现毛细血管充盈，则可以拔出动脉导管。如果没有改观，则需要进一步通过动脉导管注射利多卡因或血管舒张药来解除痉挛。如果是血管栓塞，那你就遇到麻烦了。②马上拔出导管。不幸的是，目前还没有前瞻性研究表明哪种方法更好。

在本病例中，你请血管外科医生会诊，然后听从他的意见马上拔出了动脉导管。不过 10 分钟后，患者开始大量失血，因此需要重新行动脉穿刺。你考虑行左侧腋动脉或肱动脉置管。不过，你由于之前从未实施过这两种穿刺方法且对它们的不良反应有所耳闻，你最终还是选择了左侧桡动脉穿刺。在置管之前你想给患者行艾伦试验，不过问题是患者处于麻醉状态无法配合。

问题

在术中你如何给已经麻醉的患者施行艾伦试验以判断尺动脉的开放程度？

推荐的处理方法

在回答这个问题之前,让我们先回顾一下什么是艾伦试验[1]。其具体方法为,分别压迫桡动脉或尺动脉,从而判断另一根血管的血流情况。不过目前推荐使用修正的艾伦试验方法[2]。具体操作为,同时压迫桡动脉和尺动脉,嘱患者握紧拳头直至变苍白,然后松开拳头,放开尺动脉只压迫桡动脉,如果皮肤能迅速充血,则说明尺动脉的侧支循环充足。艾伦试验对动脉置管造成的缺血损伤并无预防作用[3]。有人[4,5]建议采用压力测量体积描记法或多普勒体积描记法来评估侧支循环血流是否充足。

对于本病例,解决方法是采用 Brodsky 改良艾伦试验法[6]。将脉搏氧饱和度仪夹在患者拇指上,同时按压桡动脉和尺动脉直至显示的脉搏消失,然后放开尺动脉,正常情况下脉搏曲线会重新出现,如果没有出现,则为 Brodsky 征阳性。改良方法的好处是不需要患者配合,可以在看不到患者手部的情况下(如被手术单覆盖)进行,也可以在手部被固定的时候进行,并且结果相对客观,更容易量化。

在另一个病例中,我给一名患者行动脉置管后观察到其右手示指变苍白而其余部分颜色正常。此时手术进行了大概 20 分钟,我马上对变色的示指单独行氧饱和度监测,并且用变温毯对右手进行复温。40 分钟后,示指颜色变为正常。在整个 4 个小时的手术过程中,示指的氧饱和度一直为 100%。之后患者被送往恢复室并拔出动脉导管,并持续监测示指氧饱和度至术后 12 小时,没有发现并发症,患者顺利出院。事后考虑造成这种现象的原因多半是桡动脉痉挛。此外,患者还被告知如果今后他再做手术时,需要将此情况向麻醉医生汇报。在我 40 年的麻醉生涯中,这种情况我还是第一次遇到。

建议

在术中,如果想给麻醉患者行动脉置管而需要对尺动脉开放程度进行评估时,不要忘记采用 Brodsky 改良艾伦试验法。

参考文献

1. Allen EV. Thromboangiitis obliterans: methods of diagnosis of chronic occlusive arterial lesions distal to the wrist with illustrated cases. Am J Med Sci. 1929;178:237—44.
2. Ghandi SK, Reynolds AC. A modification of Allen's test to detect aberrant ulnar collateral circulation. Anesthesiology. 1983;59:147—8.
3. Slogoff S, Keats AS, Arlund C. On the safety of radial artery cannulation. Anesthesiology. 1983;59:42—7.
4. Husum B, Palm T. Before cannulation fo the radial artery: collateral arterial supply evaluated by strain-gauge plethysmography. Acta Anaesthesiol Scand. 1980;24:412—4.
5. Morrayu JP, Brandford HG, Barnes LF, Oh SM. Doppler assisted radial artery cannulation in infants and children. Anesth Analg. 1984;63:346—8.
6. Brodsky JB. A simple method to determine patency of the ulnar artery intraoperatively prior to radial artery cannulation. Anesthesiology. 1975;42:626—7.

病例 33 麻醉过程中唯一的氧源出现故障

你在他国进行国际医疗援助，正在给一名无合并症的男性患者实施全麻。当地手术室条件本来就很简陋，可屋漏偏逢连阴雨，此时手术室内唯一的氧源——H 型氧气筒被意外撞倒，导致减压阀严重损坏，氧气开始不受控制地外泄。一名搬运工冲了进来，将摔坏的氧气筒搬出了手术室外，告诉你他很快拿一个新的进来。由于氧气筒是唯一的气体来源（无中心输送的氧气、空气或一氧化亚氮），而且你采用的是异氟醚吸入麻醉，所以对患者的机械通气和麻醉维持只能被迫暂停。你环顾四周，没有发现任何可以提供持续氧气的氧源，也没有任何装置可以实施气管喷射通气、高频喷射通气、气管通气、气管内肺通气（ITPV）以及气管内气体吹入通气（TGI）。

你叫人拿了一个简易呼吸球囊、一个静脉泵，将麻醉方式改为静脉全麻，同时让人拿了一套氧气减压阀备用。

此时离手术台上疝气手术结束大概还有 1 个小时，患者为男性，全身情况尚可，ASA1 级。在状况发生之后的两分钟内，他的生命体征一直平稳，氧饱和度为 100%。

问题

在你等待的这段时间里，除了可以用嘴对气管进行吹气通气之外，还有没有其他的选择？

推荐的处理方法

这是发生在我朋友 Lighthall[1] 身上的真实故事。他当时的选择有方案一：通过 CO_2 吸收系统进行手动通气。不过，吸收器上的排气阀必须快速关闭以最小限度减少泄露。这种方法会导致肺泡中麻醉气体浓度降低，并且由于回路漏气，氧气浓度也会逐渐降低，因此数分钟后，通气将无法进行。更好的选择是方案二：通过闭合呼吸环路进行窒息氧合[2]。在后一种方案中，随着气体进出肺部，血液和肺泡腔之间的气体交换可以自主进行。因此，尽管患者没有呼吸，在一段时间内氧气也可以进入到循环之中。在呼吸暂停期间，由于氧气的吸收快于 CO_2 的释放，肺泡内会产生负压。当气道被关闭或阻塞时，这将导致肺泡逐渐塌陷。此外，由于肺泡内 CO_2 释放越来越多而无法被移除，导致 CO_2 分压增高。最终，CO_2 将替代环路中氧气和其他气体，患者会出现呼吸性酸中毒。

Lighthall[1] 选择了方案二，因为与方案一相比，其可以更久地维持肺泡内麻醉气体和氧气浓度，此外方案二还可以将他双手解放出来以准备静脉麻醉。因此，他停止了对患者的进一步通气。同时，他还将呼气末二氧化碳取样管从接头处取下，以节约环路中的氧气。如果不这样做，它每分钟会从环路中抽取 200～300mL 的新鲜气体。

在这个病例中，患者的呼吸暂停时间持续了 6～7 分钟，期间其一直处于麻醉状态，氧饱和度也维持在 100%，之后顺利苏醒，未发生任何并发症。

一定要记得准备一个备用氧气筒放于手术间内。我记得在 1996 年，当时我在亚洲一个偏远的医院工作，院方骄傲地称他们有中央供氧系统。我表示怀疑，提出想参观一下氧源，不过被他们回绝了，并告诉我没有必要。有一天晚上，我偷偷溜出房间，找到了院方所谓的“氧源”，其位于一间小屋($6\times6m^2$)之内，里面并没有制氧装置，只有两个巨大的氧气筒，输氧管道通过三通连接于其中一个之上，一位男性工作人员正坐在凳子上，盯着氧气筒的压力表，当压力变为 0 时，他就迅速起身，调整三通让另一个氧气筒开始供氧，同时将空氧气筒很快换掉。做完这一切后，他又回到座位上，继续监视压力表。

建议

一定要记得在手术室内准备一个功能正常的备用氧气筒。不过考虑到价格因素,在一些偏远医院这点可能无法做到。

如果你不幸遇到了上述病例中提到的情况,记住采用窒息氧合法。

参考文献

1. Lighthall GK. The value of simulation training during anesthesia residency. Anesthesiology. 2006;105:433.
2. Frumin MJ, Epstein RM, Cohen G. Apneic oxygenation in man. Anesthesiology. 1959;20:789—98.

病例 34　咄咄逼人的外科医生

这是你到一个新医院后的第三天。你被安排给一位左脚大脚趾长嵌甲的 89 岁女性(65kg,173cm)患者实施麻醉。在术前准备区,你见到了患者,她坐在轮椅上,由她女儿推入。她女儿是护士,告诉你她母亲为“心源性跛行”,目前持续反复发作充血性心力衰竭,正服用大量抗心力衰竭药物,包括呋塞米 80mg bid,已经安装心脏支架,不过在休息时仍会发作心绞痛。患者运动耐量差,即使在自己穿衣服时也会心绞痛发作导致重度呼吸困难。此外,她还有系统性高血压和中度肺动脉高压。目前患者已经停用华法林,凝血功能检查正常。心内科医生的会诊意见是患者“情况稳定”。考虑到全麻的巨大风险,你向患者及家属建议采用局部麻醉,她们表示赞同。之后你见到了素未谋面的外科医生,告诉他最好采用局麻,不过他不同意并表示无法理解,而且还用咄咄逼人的语气说道:“心内科医生都说了全麻没有问题,如果你不敢,可以换你的同事来。”迫于压力,你妥协了,同意了全麻。你将患者推入手术室,行标准监护。生命体征为心率 86 次/分,房颤心律,血压 150/95mmHg,室内空气下氧饱和度 92%。你打算预给氧后采用依托咪酯为患者实施慢诱导,然后置入喉罩维持通气。考虑到手术时间只有 5～10 分钟,你认为没有必要放置动脉导管。

问题

由于患者是高危心脏病患者，在监测方面你还应该对患者做什么？

推荐的处理方法

你还应该在术前持续记录患者心电图波形并将它打印出来。这是一个多年前发生在我身上的真实病例,还好当时我这样做了,它救了我,也救了患者。当我在 3～4 分钟时间内慢速推入大约 4mg 依托咪酯后,患者依然清醒,不过心电图却突然开始出现缺血性改变。当时外科医生正在外面洗手,当他进入手术室后发现患者还没有睡着,变得异常愤怒。我告诉他:"我没有继续推药是因为患者出现了心肌缺血改变。"他反问道:"何以见得?"当我将诱导前和诱导后的心电图对比给他看后,他哑口无言。随后,患者在局麻下完成了手术,过程顺利,之后被送往恢复室,实施 12 导联心电监护,波形依然显示缺血性改变,不过采血检查肌钙蛋白却没有异常。我将术中发生的情况告知了患者女儿。在我的坚持之下,患者继续在病房观察了 23 个小时,于第两天顺利出院。

建议

1.不要屈服于外科医生,明知道是错的事情要坚决抵制。

2.在术前常规持续记录有心脏病史的患者的心电图并将其打印出来。相信我,这样做你不会后悔。

病例 35　咽部肿块

今天你负责给一个 3 岁小男孩麻醉，他准备在咽喉镜下行咽部肿块活检术。其母亲告诉你患儿既往体健，此次就医是因为呼吸困难症状进行性加重，特别是在运动之后。体格检查时患儿张口度好，可以清楚看到悬雍垂，胸部听诊无异常，生命体征平稳，但有呼吸窘迫，即使休息时也很明显。前后位胸部 X 线检查正常；颈部侧位 X 线片显示起自咽后壁、凸向喉部的声门上巨大软组织影，导致喉腔约 85%狭窄。

在术前等候区，你给患儿建立静脉通道，然后将其带入手术室。紧接着你呼叫了一名耳鼻喉科医生会诊，让其随时准备行气管切开，他表示同意。在标准监护下，你采用七氟醚＋100%纯氧给患儿实施吸入麻醉，开始阶段很顺利，不过突然患儿气道肌肉张力消失，开始出现气道梗阻。你马上采取托下颌，调整头部位置以及置入口咽通气道等措施，均无法缓解。你尝试放入小号喉罩也失败。此时，患儿氧饱和度开始下降。你赶紧关掉七氟醚，万幸的是患儿很快从全麻中苏醒。

随后你考虑在局麻加镇静下给患儿行气管切开，但耳鼻喉科医生却不太乐意。其实你也不想那样做，因为你明白，如果采用静脉药物如氯胺酮之类镇静的话，有可能会发生不可逆转的气道梗阻。雪上加霜的是，医院唯一的一个小儿纤支镜也坏了。

问题

此时你该怎么办？

推荐的处理方法

你再次尝试了七氟醚＋100％氧气进行吸入诱导。果然肌张力消失后，喉梗阻再次出现。不过，这次你吸取了教训，马上捏住整个喉部软骨，将其向上提起。梗阻立刻解除。患儿又开始出现自主呼吸，继续加深麻醉至一定程度后，用喉镜检查发现一肿块覆盖于声门之上。顺利插入一不带套囊的 3.5 号气管导管。在整个过程中，患儿氧饱和度未有下降，也未使用任何肌松剂。此后，肿块被顺利切除送去活检。患儿苏醒后，在右侧卧位下实施拔管。

建议

当给声门上肿块患者实施吸入麻醉发生喉梗阻时，应尝试这个简单的小技巧。面对这种随时可能发生气道灾难性后果的患者，做好万全之策以防万一势在必行。诱导期间外科医生必须待在手术室，做好气管切开的准备。

病例 36　遗留的海绵条

天色已晚，一例原位肝移植手术即将结束，不过关腹之前清点器械时却发现少了两根海绵条。巡回护士找寻一番后只在垃圾里发现了其中一根，手术医生再次检查腹部也没有发现另外一根。于是在手术室内行腹部和胸部X线摄片，放射科医生察看片子后依然报告未发现遗留物。于是关腹，患者被送至ICU。在术后第二天给患者行常规胸部摄片时却发现一根海绵条清清楚楚遗留在上腹部。

问题

为什么会发生这种情况？在手术室，遗留的海绵条为何没有被发现？

推荐的处理方法

在本病例中，贴在患者腹部的除颤仪垫遮蔽了射线，导致海绵条没有被发现。

那么该如何预防呢？

1.当要寻找遗留的海绵条时，千万记得要移除贴在腹壁的除颤仪垫。

2.最好使用可以透过射线的除颤仪垫（TZ Medical，Portland，OR 97224）。这是专为手术室和 ICU 而设计的。

3.放射科医生必须确保图像的质量，并将复印件带到手术室给内科医生再次进行确认，如果放射科医生和(或)内科医生对图像有怀疑，应当重新进行摄片。

4.仅对有高心律失常风险的患者使用除颤仪垫。

当我们回顾文献[1]时，你会发现异物遗留最常发生于择期手术，并且手术通常不复杂，术中也没有洗手护士的轮换。然而在现实中，我们常常听到的辩解却是团队的疲劳，人员的轮换，交接的草率，X 线摄片的假阴性，抢救的匆忙，手术室内谈话造成的分心，以及外科医生拒绝对器械进行重新清点等。

我曾经遇到过一个外科医生，在做完乳腺组织活检术后，洗手护士发现少了一根缝针，不过她却拒绝摄片检查，坚持认为缝针不可能遗留在伤口内，肯定是掉在了地板上。之后我们用磁铁搜寻未果。我没有妥协，一直让患者处于麻醉状态直到她同意做 X 线摄片检查。果然，在胸壁仅 2cm 长的切口中发现了缝针。外科医生无话可说。

建议

当寻找遗留的海绵条时，一定要记住将贴在腹壁的除颤仪垫去掉。

参考文献

1. Kaiser CW，Friedman S，Pfeifer Spurling K，Slowick T，Kaiser HA. The retained surgical sponge. Ann Surg. 1996;224:79－84.

病例 37　一次“紧急呼叫”

你正在手术室的走廊上，突然一个护士从一个手术间内探出头朝你喊道：“快点过来帮忙！”你急忙冲进手术室，发现里面很黑，一名 25 岁足球运动员正在行膝关节镜检查。你被告知患者突然发生了状况，麻醉医生已经对患者进行了气管内插管，现在所有人的视线都集中在监护仪上，上面显示心率 140 次/分，血压和氧饱和度无法测出，气道压力波形看起来正常，但呼气末二氧化碳却没有显示。

问题

此时你该怎么做？

推荐的处理方法

此时要做很多事情。这个事件是我亲身经历的，所以我会告诉你我是怎么做的。

1.首先，我尝试触摸颞浅动脉，其位于耳屏前方。如果能够摸得到，那么患者的血压至少有 60mmHg。在这个患者，我几乎摸不到。

2.然后，我对患者肺部进行手控呼吸，用听诊器听诊，发现双肺呼吸音对称。

3.接着我取下二氧化碳探头，对其吹气，监护仪上出现了波形。

4.再次触摸颞浅动脉，还是没有搏动，于是我马上给予患者将近 1000μg 肾上腺素。

结果让人惊喜。数秒之后，患者氧饱和度即开始恢复，血压也迅速飙升到 250/160mmHg。虽然这只是一过性的，不过你知道有什么办法能让血压降下来吗？

打开麻醉气体挥发罐，患者血压就会下降。我不赞同使用短效 β 受体阻滞剂。

随后患者的生命体征保持稳定，手术继续。造成严重低血压的原因考虑为快速输入 1g 万古霉素负荷剂量之后导致的“红人综合征”。

手术结束，患者顺利苏醒，之后他要求回家，此时你该怎么办？你会放患者回去吗？当然不行！你还必须做以下几件事情：

1.将术中发生的情况告知患者，并建议他继续留院观察一个晚上。

2.在恢复室给患者行 12 导联心电图监测，并于当晚晚些时候及第二天早晨再次进行。

3.抽血检查肌钙蛋白进行鉴别诊断。

一个有意思的现象是，在一个麻醉医生的临床生涯中不会经常遇到这种情况。因此，你也许会质疑我为什么会用将近 1000μg 肾上腺素，因为对这个患者来说，100μg 或许就已经足够。然而，我想为自己辩解的是，在患者心脏停止之前，你也许只有一次给予肾上腺素的机会。因此，你必须给予足够的量以保证其起效。

建议

当面对这种情况时，记住 ABC 法则以及触摸颞浅动脉。

病例 38　食管超声心动图的并发症

一名 64 岁内科医生(74kg，180cm)因主动脉瓣狭窄拟行主动脉瓣置换术，既往有高血压及吸烟史。超声心动图提示主动脉瓣面积约为 0.6cm²，主动脉瓣跨壁平均压力梯度为 66mmHg，同时发现异常舒张相表明舒张功能不全，但收缩功能正常，提示左室肥厚。

在麻醉等待区，你见到了患者，行外周静脉穿刺后给予咪达唑仑镇静。之后将患者推入手术室，常规监护，开始诱导，由助手行气管插管，确定位置正确后固定，紧接着置入食管听诊器(同时也是温度探头)。在你行动脉穿刺同时，助手开始置入 7.5F 肺动脉导管(PAC)(Edwards Lifesciences，LLC，Irvine，CA)。当置入深度为 50cm 时测得肺动脉楔压正常。

然后你打算让助手开始做食管超声心动图——他好不容易有机会亲手操作。不过在这之前你发现有件事情还没做。

问题

什么事情没做呢?

推荐的处理方法

一定要记得在插入 TEE 探头之前先把之前置入的食管听诊器或温度探头拔出。如果不这样做,将会造成严重的并发症[1]。在此病例[1]中,一名患者因贫血(HCT 19%)被收入内科病房。初步诊断为上消化道出血,行内镜检查发现胃食管连接部附近小的糜烂性病变(可能为造成贫血的原因),并在胃内发现管状异物。尝试将其取出失败,之后行胃切开术才完整取出,发现为食管听诊器。追问病史得知患者两年前曾行主动脉瓣置换术,考虑异物极有可能为那次手术之后所遗留。

一旦食管听诊器放置成功,必须将其与耳管和(或)温度传感器相连接。如果在上述病例中这样做了,那么就很有可能避免事故的发生。

建议

食管听诊器放置成功后,一定要将其与耳管和(或)温度传感器相连接,并且在插入 TEE 探头之前将其拔出。

参考文献

1. Brook M, Chard PS, Brock-Utne JG. Gastric foreign body: a potential risk when using transesphageal echo. Anesth Analg. 1997;84:1389.

病例 39　发生在择期骨科手术中的喉罩反流

患者为 25 岁男性，因股骨骨折拟择期行髓内针固定术。既往史无特殊。1 周前，患者遭遇车祸被送入医院，最初采用 Thomas 夹板左腿持续牵引保守治疗，但效果不佳，在征得患者同意后决定手术治疗。

手术当日，你在术前等待区看到了患者，他体重 80kg，身高 182cm。他告诉你自午夜开始就禁食禁饮，他的家属确认了这一点，因此他们正准备去吃一顿丰盛的早餐。考虑到手术时间大概 1 个小时，你只给患者放置了一颗 18G 的留置针。进入手术室之后，你给患者行标准监护，采用静脉诱导而没有使用吸入，也没有进行手动通气，待患者入睡后成功置入喉罩，测试其密闭压为20cmH_2O。手术医生要求尽可能将床升高以方便他站着手术，你满足了他的请求。之后患者包括头部在内的全身被铺上无菌手术单。手术开始，你采用 70%一氧化亚氮＋氧气＋七氟醚混合吸入维持麻醉，同时以 8～12 滴/分的滴速滴入哌替啶，保留患者自主呼吸。完成这一切之后，你开始坐下填写麻醉记录单。由于手术床至少高出你 60cm，因此你根本看不到患者。此前患者生命体征一直平稳，不过随后你发现其氧饱和度在 5 分钟内从 98%降到了 92%，气道峰压也从18cmH_2O增加到了28cmH_2O，同时伴有呼吸频率加快以及潮气量减少。你马上站起来关闭麻醉机上的 APL 阀门，尝试通过喉罩进行手动通气，发现气道阻力较前明显增加(35 分钟之前你刚做了喉罩漏气测试)。你掀开盖在患者头上的手术单，发现患者胸部起伏明显，不过接下来的发现让你大吃一惊：你发现喉罩里反流有未消化的面卷饼等残留食物！此时患者氧饱和度为 89%，并且还在继续下降。

问题

此时你该怎么办？

推荐的处理方法

这是发生在我和住院医生 Einar Ottestad 身上的真实病例。当时我们马上让护士去求助，同时在告知手术医生后将床放低并摇成陡峭的头低脚高位，接着我让 Ottestad 行环状软骨按压，同时静脉给予 1mg/kg 氯琥珀胆碱，待肌松起效后，我取下连接于喉罩的螺纹管，将吸引管放入喉罩通气管，边吸引边迅速退出喉罩，然后在喉镜直视下吸引干净咽部，之后插入气管导管，充好套囊，再反复对气管内进行吸引后行辅助通气。手术顺利完成，患者被送到恢复室，在那里行常规胸部 X 线检查，然后被送至监护病床直至第二天回到骨科病房。期间患者生命体征一直平稳，没有发现任何吸入性肺炎的证据，于几天后出院。

清醒之后，患者和他女朋友被告知了此次并发症，之后患者承认他在手术当日早上吃了大量早餐，是他女朋友带来的，并没有其他人知道。患者父母事后感到很后怕，可他女朋友却觉得无所谓。

一个有意思的假设是，如果在静脉诱导之后我们按常规用氧气＋七氟醚对患者实施面罩加压辅助通气几分钟，将空气压入胃部导致胃容量增加，反流会不会在我们插入喉罩之前就发生？

一定要记得胃内容物反流比呕吐发生的概率还要大，危害也相当大。

建议

采用喉罩进行麻醉一定要做好防误吸的准备。一旦发生误吸，应迅速采取干预手段可能会挽回局面。在本病例中就没有任何迹象表明会发生误吸，不过随时保持警惕，有备无患永远都不会错。另外，我的一个老师曾告诉我：“约翰，你要记住，虽然不是全部，但还是有很多患者会对你撒谎。”

病例 40　你该怎么办?

你今年 54 岁,在一家大型教学医院担任临床麻醉教授,从头天早上 7 点开始你就已经在手术室内指导麻醉。现在已经是第二天的早上 5 点 30 分,你又来到 ICU 接一个 4 岁的车祸患儿,他由于坐在后排没有系安全带导致面部受伤,准备安排行面部清创术。由于 7 点 30 分还有择期手术,整形外科医生急着在之前完成本例手术。手术时间预计 1 小时。

术前你对孩子进行检查,没有发现其他复合伤。小孩的父母都在床旁,母亲告诉你患儿既往体健,无手术史,家族麻醉史也无特殊。你接着询问他们还有没有其他问题需要了解的。小孩的母亲望着你,问道:"你今天已经连续工作了多久?"你告诉他你已经工作了 22.5 小时。她接着说道:"你看起来很疲惫。"你明白了她的意思,向她保证没问题,孩子在你手里会很安全。然而你依然感觉到了他们的不信任,你也不希望承担额外的压力。

问题

此时你会怎么做?拒绝给本例患儿麻醉,还是坚持麻醉?或者推迟手术,在稍晚时候让其他医生来做麻醉?

推荐的处理方法

这是发生在我身上的一件事情。我给外科医生打电话告诉了我的处境。最初，他并没有对我表示同情，而是要求换其他麻醉医生。我告诉他目前只有我一个人，接着我又告诉他："如果在你做择期手术的间隙换另一组麻醉团队来做这个手术，无论是对于患者本人和家属，以及我们所有人来说，都会是一件多方受益的事情。"他勉强同意了我的建议。于是我告诉患儿父母将在晚些时候由另一组新的团队来负责麻醉，明显看得出来他们很高兴。接着我又通知 ICU 护士让她们开始给患儿禁食。

建议

在麻醉前一定要明确知道患者及家属的诉求。如果有可能，尽量满足他们的需求。在本病例中，由于是择期手术，所以适当推迟一点问题都没有，只是可能会给手术医生带来些许不便。

病例 41　子痫前期

作为主治麻醉医师，你这段时间专门负责产科麻醉。已是深夜，你被叫去同一名临界子痫前期准备行硬膜外分娩镇痛的产妇谈话。进入房间后，你发现一个 28 岁初产妇躺在里面，患者既往病史无特殊。一个助产士站在旁边，她刚来接班，告诉你上一个助产士已经开始了给患者输注硫酸镁。你发现床头挂有两袋林格液（均为 1000mL/袋），其中一袋上面标记有“硫酸镁”，一袋没有标记。患者很乐意实施硬膜外镇痛，很快签署了同意书。你注意到患者静脉通道很通畅，于是你让助产士把没有标记的那袋林格液快速输入 500mL 作为负荷量，之后你让患者左侧卧位，很快完成了硬膜外置管。注入实验剂量后你高兴地看到心率没有增快，接着你询问患者双腿是否还可以移动，不过她却没有反应。你注意到氧饱和度探头已经从患者手指脱落，赶忙让助产士帮忙夹上。让你郁闷的是，患者氧饱和度只有 85%，并且还在继续下降。你查看患者，发现她已经出现发绀，并且似乎无法呼吸。除了实验剂量之外，你并没有通过静脉或硬膜外导管给予任何药物。林格液还在快速滴注，此时已经输注了 800mL 左右。助产士也说她没有静脉推注任何药物。氧饱和度现在已经降到了 80%。此外你还发现之前由于要进行硬膜外操作，胎心监测也已被移除。

问题

此时你该怎么做？为何患者呼吸会停止？

推荐的处理方法

你让助产士帮你行环状软骨按压，同时你从急救车里抓起喉镜和气管导管进行插管(记住急救车一定要和硬膜外车放在一起以备不时之需)。插管时你并没有将患者摆成仰卧位，而是在左侧卧位很快就插好了管。左侧卧位插管较右侧卧位相对更容易一些，原因是左侧位时舌体会偏离右侧咽部，其还有一个优点是可以保持子宫最大程度的左倾位，此外对于怀孕患者，最好不要采用100%氧气加压给氧，因为有造成误吸可能。当你用简易呼吸囊将患者饱和度提升到100%之后，你马上让助产士连接好胎心监测，万幸的是胎儿胎心正常。

为何会发生这种情况呢？你取下正在输注的快要输完的那袋林格液以及另一袋写有“硫酸镁”标志的林格液，将它们一同送往实验室检查硫酸镁含量。换上新的林格液输注。数小时后，你的怀疑被证实。你用来作为负荷剂量输注的那袋林格液里面含有大量的硫酸镁，却没有被标记。

当硫酸镁大剂量输入时，可以产生非去极化肌松作用，就像你在本病例中看到的那样。没有被标记的硫酸镁以40mg/mL的浓度被滴入，而另一袋标记了“硫酸镁”的林格液里却没有硫酸镁。当含有硫酸镁的林格液被作为负荷剂量大量输入之后，将患者体内硫酸镁的浓度从治疗剂量的2～4mmol/L提高到了麻痹剂量的5～7.5mmol/L。

这是发生在我身上的一个真实病例。幸好患者成功恢复，没有留下任何记忆。宝宝也很健康。

建议

1.硫酸镁可以有效预防子痫引起的癫痫大发作。不过对其可能造成的副作用应当提高警惕。当输注硫酸镁时，一定要在输液袋上清楚标记，否则就是自找麻烦。

2.当你在产房麻醉时，必须要保证抢救设备随手可得。产妇情况瞬息万变，唯有做好应对呼吸及心脏骤停的准备，才能临危不乱，以不变应万变。没有准备好抢救设备就开始麻醉就好像无锯而伐，无饵而渔一般。

病例 42　让人迷惑的“试验剂量”

一个 58 岁病态肥胖患者拟择期行开腹胃旁路手术。患者既往有高血压病史，并有胰岛素依赖型糖尿病伴视网膜病变。目前使用的药物有胰岛素、降压药以及 0.5% 噻吗洛尔滴眼液。实验室检查除了血糖增高至 8.05mmol/L外余无特殊，心电图正常。多巴酚丁胺负荷超声心动图提示左室功能正常。患者生命体征正常，在术前准备室已行外周静脉穿刺。进入手术室后，你给患者行坐位低位胸椎硬膜外穿刺，置入单孔硬膜外导管顺利，深度约 5cm，负压抽吸未见脑脊液(CFS)及血液。将患者平卧之后，硬膜外给予含 75mg 利多卡因和肾上腺素 25μg 的试验剂量 5mL，患者心率和心电图未有改变，试验剂量效果呈阴性。不过患者血压却从 165/78mmHg 升至 185/88mmHg。你再次负压抽吸硬膜外导管，这次抽出少量血性液体(<0.1mL)。你想保留导管，但是却不确定其是否误入血管内，于是你再次给予试验剂量，不过效果同上次一样：心电图没有改变但血压却升高。手术医生开始有些不耐烦，你不得不放弃硬膜外麻醉改为全麻。

问题

1.如果硬膜外导管在血管内，为什么患者心电图会没有改变？

2.在手术进行过程中你还有没有办法确定导管是否在血管内？

3.手术结束后患者被送往恢复室。除了重新置入新的硬膜外导管之外，你还可以对之前留置的那根导管进行怎样处理？

推荐的处理方法

1.0.5%噻吗洛尔滴眼液的全身生物利用度接近 80%[1]。实验证实其可以显著降低异丙肾上腺素引起的心率增快[2]。因此，术前晚使用过噻吗洛尔滴眼液的患者第二天静脉使用肾上腺素并不会引起心率增快[3]。

2.术中你可以通过静脉给予肾上腺素，如果可以造成和硬膜外推注肾上腺素一样的反应，那么你就可以确定导管误入了血管内。在 Bai-Han 和 Bradshaw[3]报告的病例中，由于患者使用了噻吗洛尔滴眼液，患者心率并没有增加，静脉给予肾上腺素，同样也没有引起心动过速。

3.在恢复室，你可以将硬膜外导管拔出约 2cm，然后再给予试探剂量。在 Bai-Han 和 Bradshaw 的病例报告[3]中，将导管拔出一些后再次给予试验剂量没有引起心率和血压的增高。这从反面证明了之前导管确实在血管内。作者[3]随后通过导管给予布比卡因，在相应区域成功地产生了感觉阻滞。

建议

记住含 β 受体阻滞剂的滴眼液可以对抗硬膜外试验剂量中肾上腺素引起 β 激动作用。

参考文献

1. Berlin I, Marcel P, Ussan B. A single dose of three different ophthalmic beta-blockers antagonize the chronotropic effect of isoproternol in healthy volunteers. Clin Pharmacol Ther. 1987;41:622－6.
2. Stewart WC, Stewart JA, Crockett S. Comparison of the cardiovascular effects of unoprostone 0.15%, timolol 0.5% NS placebo in healthy adults under exercise using a treadmill test. Acta Ophthalmol Scand. 2002;80:272－6.
3. Bai-Han L, Bradshaw P. Intravascular administered epinephrine, injected inadvertently as part of an epidural test dose, failed to elicit tachycardia in a patient using timolol eye drops. Anesth Analg. 2007;104:1308－9.

病例 43　一次简单的膀胱镜活检术

73 岁女性(65kg,178cm)患者,拟行膀胱镜检术。既往有慢性间质性膀胱炎,余无特殊。患者曾因为以上原因经历过多次麻醉,家族无麻醉相关并发症史。目前患者未服用任何药物,ASA 分级为 1 级。患者要求行硬膜外麻醉,由于无禁忌证,遂在 L3-L4 间隙进行穿刺置管。予以 2%利多卡因 15mL,阻滞效果充分,手术顺利。由于患者拒绝镇静,于是你一直让其保持清醒,同时手术医生要求不给予抗生素。35 分钟过去了,你正在和患者谈论她的孙子,她突然说道:“医生,我感觉有些不太好。”你抬头看了看心电监护,发现心电图显示突发室性心动过速,并且 Dynamap 血压监测仪也开始报警,提示血压无法测出。此时患者正通过鼻套管吸入 2L/min 氧气,氧饱和度在 1～2 分钟内从 100%降到了 76%。你回忆除了硬膜外给予利多卡因之外并没有给予其他药物。患者意识开始丧失,虽然你不知道发生了什么,但还是马上对患者实施面罩加压给予 100%纯氧。同时患者颞浅动脉已无法扪及,颈动脉搏动也很微弱(更多与颞浅动脉相关内容参看病例 37)。在面罩加压给氧的情况下,患者氧饱和度升至 86%,但颈动脉搏动依然微弱,Danamap 血压监测仪仍在报警提示血压无法测出。你赶忙让人拿来除颤仪,采用 100J 的能量除颤,很快患者恢复了窦性心律,血压和氧饱和度也随之变为正常。患者开始抱怨胸痛,并困惑地望着你问道:“医生,发生了什么事? 我胸口好痛,你对我做了什么? 我可一直觉得你是个好医生。”你除了对患者说抱歉之外,实在不知道怎么向她解释。你认为这不是由利多卡因的全身毒性所导致的。

问题

在这个既往病史无特殊的患者身上，是什么导致了上述情况的突然发生？

推荐的处理方法

这是一个发生在我身上的病例，最终外科医生承认，为了止血他往患者的膀胱壁上注射了 1000μg 肾上腺素。

当患者生命体征出现无法解释的变化时，首先要确定是否是由于你使用的药物或者操作不当造成的，排除了自身的原因之后，就该从外科医生身上找原因了。

在手术进行期间，外科医生一定要和麻醉医生保持密切沟通，特别是在采取某种措施可能影响到患者生命体征之前。在本病例中，如果外科医生提前告诉麻醉医生需要注射肾上腺素止血并且询问合适剂量，那么这种情况就不会发生。

建议

外科医生在手术进行期间给予药物前，一定要告知麻醉医生药物浓度和剂量。如果你看到外科医生向麻醉后的患者注射任何药物，你必须向他们询问清楚药物品种以及剂量。

病例 44　骨科创伤患者

你被紧急叫到了急诊室，在那里刚收治了一位 45 岁病态肥胖的男性患者，他因为高速驾驶摩托车出车祸导致骨盆及长骨骨折。幸运的是，他带了头盔。但他女朋友却没带，在送往医院的途中死亡。你检查患者之后确定他胸部以及脑部没有受伤。由于患者静脉穿刺困难，急诊科医生对其进行股静脉置管，置入 9Fr 箭牌可弯曲导管(international，Reading，PA19605)，输入晶体液和胶体液。患者生命体征为心率 100 次/分，血压 100/60mmHg。骨科医生想把患者送至手术室，不过你却决定先在急诊室对患者实施插管。你把患者摆放成最适合插管的位置[1]，推注依托咪酯以及氯琥珀胆碱后插管顺利，之后患者被送往手术室，准备开始施行漫长而复杂的手术。不过在手术开始前，手术医生要求拔掉股静脉置管以免干扰手术 。你只好在颈内静脉重新置入箭牌导管，同时在左前臂行 16G 静脉留置针穿刺。手术中失血很多，6 小时之后，患者已经输入了 44 个单位红细胞悬液以及新鲜血浆和血小板，并且需要依靠滴注去氧肾上腺素才能维持血压。手术结束，患者被送至 ICU 继续呼吸支持治疗。这时意外发生了，在把这个病态肥胖的患者从手术室床上抬到 ICU 病床的过程中，除了动脉导管之外的所有静脉通道都被意外拔出。在抬患者之前，你被告知只需要固定好患者的头部和气管导管，其他的事他们"搬动团队"会搞定，保证所有的管道都会没有问题，你完全没想到会出现这种状况。

问题

此时患者血压开始陡降。你可以采取什么办法让血压恢复至正常水平？

推荐的处理方法

实际上你有 3 种选择：

1.通过动脉导管推注肾上腺素，但不能推注苯肾。在本病例中，在新的静脉通道建立之前，通过动脉通道给患者推注了 100μg 肾上腺素负荷剂量，从而保证患者血压的正常底限。在送至 ICU 的 4 天之后，患者被转入常规病房，然后顺利出院。这次“事故”并没有产生明显的并发症。

2.气管内给予肾上腺素。但一项研究表明，目前所推荐的气管内肾上腺素剂量(2 倍于静脉剂量)，对于心搏骤停以及 CPR 几乎无效[2]。我记得之前我有一个患者在施行全麻诱导之后发生了支气管痉挛，当时唯一的静脉通道也被丢失，通过气管导管给予 6000～8000μg 肾上腺素之后，痉挛得以缓解。然而此后很长一段时间内患者的心率都在 130 次/分以上。

3.骨髓输液。骨髓输液要比气管导管给药速度更快，且更可靠[3-5]，特别是在小儿患者中应用广泛[4,5]。

建议

在需要的时候，动脉导管可以用于注射肾上腺素以维持血压。

参考文献

1. Collins JS, Lemmens HJM, Brodsky JB, Lemmens HJM, Brock-Utne JG, Levitan RM. Laryngoscopy and morbid obesity a comparison of the “sniff” and the “ramped” positions. Obes Surg. 2004;14:1171－5.
2. Niemann JT, Stratton SJ. Endotracheal versus intravenous epinephrine and atropine in outof-hospital “primary” and postcountershock asystole. Crit Care Med. 2000;28:1815－9.
3. LaRocco BG, Wang HE. Intraosseous infusion. Prehosp Emerg Care. 2003;7:280－5.
4. Isbye DL, Nielsen SL. Intraosseous access in adults － an alternative if conventional vascular access is difficult. Ugeskr Laeger. 2006;168:2793－7.
5. Dubick MA, Holcomb JB. A review of intraosseous vascular access: current status and military application. Mil Med. 2000;165:552－9.

堵塞的处理方法

病例 45　气管导管内的血液

今天你准备给一位拟在体外循环下行主动脉瓣狭窄修补术的男性患者施行麻醉。患者 58 岁，体重 84kg，身高 180cm。在体外循环准备脱机的时候，你发现气管导管内突然涌出鲜红色血液，你赶紧进行吸引，不过新鲜血液不断涌出。在 2～3 分钟之内，吸引筒内就收集了约 100mL 血液。患者氧饱和度以及呼气末二氧化碳开始下降，气道压也增高，已经无法给患者实施机械通气。

你重新启动体外循环。考虑到气管导管内全是血液，你换了一根导管。将血压控制在较低水平之后，出血逐渐停止。此时出血量已达 600mL。你插入纤支镜想找到出血点，不过却没有找到可疑区域。

问题

你将采取什么方法找到支气管树中的出血点？找到之后，你将如何止血？

推荐的处理方法

在检查支气管树出血点的同时，你让负责体外循环的医生缓慢停机。在本病例中，在隆突以下右支气管内刚好右中叶起始段以下发现了出血点。为了正确的放置支气管阻塞器，不得不在 10～15 分钟之内反复开启和停止体外循环。情况稳定之后，患者被送往 ICU。3 天之后，患者右下肺叶被顺利地切除，并于 10 天后出院。

气道出血被分为轻度（＜15mL）、中度（＞15～30mL）以及重度（像本病例中的持续性出血）。在本病例中，出血是由于手术医生损伤了支气管动脉所致。体循环支气管动脉受损后出血较压力低的肺循环支气管动脉受损后引起的出血更多。恶性肿瘤、肺部疾病、支气管扩张、创伤以及术后出血是其常见诱因。

如果患者不是在体外循环下进行手术，处理会有所不同。当使用的是双腔管时，你可以将出血一侧肺夹闭只对另一侧进行通气。当使用的是单腔管时，如果你确定出血点在右侧支气管，你可以将气管导管（或者小一点的导管）往下顺势插入右支气管，将套囊充气后或许会产生填塞作用而止血。当出血控制后，就可以对右肺进行通气。

引起肺大出血最常见的原因为肺动脉导管置入过程中造成的肺动脉破裂。并发症尤其多发于老年患者，有凝血障碍以及肺动脉高压的患者。也可见于导管置入过深和套囊充气过度。如果出血是肺动脉导管造成的，应当在不充气的情况下拔出导管。采用间歇正压通气（带或不带 PEEP）可能会产生止血效果。此外，逆转抗凝剂作用和（或）治疗潜在的凝血障碍也是应当采取的措施[1]。

一旦发生气道出血，必须马上将健侧肺隔离。方法为使用双腔管或者用上面介绍的方法使用单腔管。支气管镜（硬质或光纤）应当被用于清理气道，查找出血点以及止血。即便之前你从来没有使用过硬质支气管镜，在喉镜直视下将其置入也简单易行。对于耳鼻喉医生而言（当时多半都不会在现场），这并不是正确的使用方法，不过根本不用去理会。一旦健侧肺被成功隔离，并且患者被认为可以手术，那么就可以开始手术治疗。而对于那些持续出血且不能手术的患者，择期行支气管动脉造影以及支气管动脉栓塞是可以选择的方法。当活动性出血再次出现的时候，应当再次行造影检查以便明确出血点。不要轻易采用支气管动脉栓塞，因为支气管动脉的第一分支还供血给脊髓，一旦被栓塞，可能会造成脊髓损害。

建议

气道出血可能会演变成一场灾难。重要的是保持镇静，持续给氧并尽可能多地保护肺组织。

参考文献

1. Ghosh S，Latimer RD. Thoracic anaestesia. Principles and practice. Oxford：Butterworth Heinemann；1999. p. 241－44.

病例 46　长时间气管切开的患者

一个 3 岁小孩因为严重外伤导致颅脑损伤、血胸以及肝破裂，已在 ICU 待了 1 个月。患儿已行气管切开，有自主呼吸，气切导管通过带子固定在颈部，准备行剖腹探查排除可能的腹部感染。

患儿通过气切面罩(Hudson RCI，Teleflex，NC 27709)进行呼吸。面罩一端连接空气加湿加热装置(Cardinal Health，McGraw Park，IL 60085)。双肺听诊清晰。患儿母亲告诉你患儿气管内有一个“板子”。你询问她是什么意思。她告诉你这是耳鼻喉科医生用纤支镜检查患儿气管之后告诉她的，并且让她不要担心。你翻看病历，没有发现任何耳鼻喉科医生的记录。你重新检查了患儿，在气管切开处以及胸部都没发现异常。在护理人员的帮助下，你将患儿转运到手术室。行常规监测，将气切导管连接呼吸机，显示自主呼吸潮气量良好。紧接着使用维库溴铵进行静脉诱导顺利。患儿入睡后，手术医生将气切导管和皮肤缝合。1～2 分钟之后你使用麻醉机对患儿进行辅助通气，不过令你失望的是，你发现气道压力高达55cmH_2O。你尝试手工通气，依然发现挤入氧气很困难。听诊双肺，发现吸气相和呼气相喘鸣。通过气切导管放入吸痰管稍微有些困难，也没吸到什么东西。应用支气管扩张剂亦无效。此时氧饱和度已经开始缓慢下降到了 79%。

问题

下一步你会如何处理？

推荐的处理方法

你赶紧将刚缝好的气切导管和皮肤拆开，发现气切导管在缝合的时候已经向上被带出了一些。你把导管重新放入更深之后，气道压力马上得到明显改善。呼吸音也变为清晰。你告知了手术医生有关"板子"的事情。在用纤支镜检查之后，发现患儿气管内存在一个巨大的肉芽组织，大约占据了管腔的 80%。当气切导管被带出一些之后，导致了肉芽组织将气管堵塞。

建议

患者家属的话常常应当引起注意。尽可能从他们的话语中发现隐藏的问题，特别是和气道有关的问题。

病例 47　麻醉监护中出现的气道问题

48 岁女性(84kg,173cm)患者,因为痔疮出血,准备在麻醉监护(MAC)下行直肠检查。既往有高血压、甲状腺功能减退、非胰岛素依赖型糖尿病、青光眼病史,还患有鼻甲癌(原发性癌,已经经过治疗,但仍偶有鼻出血)。在麻醉准备室,你给患者行静脉穿刺并给予 4mg 咪达唑仑镇静。之后将患者推入手术室,摆为折刀俯卧位,给予 50μg 芬太尼镇痛,并以 100μg/(kg・min)持续泵入丙泊酚镇静。手术医生给予足量利多卡因局麻之后手术开始。不走运的是,手术时间比预期长,已经 1 个小时过去了,患者开始变得烦躁。你加大了丙泊酚的输入量,不过郁闷的是,你发现患者开始出现上呼吸道梗阻。氧饱和度开始下降。由于患者是俯卧位,事情变得不那么容易。你停掉丙泊酚,一只手托下颌进行面罩给氧,另一只手实施手动通气。患者氧饱和度开始上升,不过最高仍只有 84%。你试图置入口咽通气道,不过患者口腔却不能打开。

问题

现在你面临的选择包括:等待丙泊酚作用消失;将患者翻身摆为仰卧位;或者干脆进行气管插管。除了这些方法之外,你还有没有在维持俯卧位的情况下改善患者气道状况的办法?

推荐的处理方法

这是一个“陷阱”问题。你可能会想到鼻咽通气道，但该患者有鼻甲癌且偶有鼻出血，所以不能使用鼻咽通气道。

在本病例中，患者慢慢地从丙泊酚镇静中清醒，气道梗阻随之解除。之后静脉推注格隆溴铵 0.6mg 以及氯胺酮 50mg，手术又进行了 25 分钟后顺利完成。

建议

时刻牢记有可能会干扰患者处理的并存疾病。在本病例中，放置鼻咽通气道就可能会造成鼻出血进而导致无法挽回的后果。

病例 48　漏气的气管导管

由于护士听到了有空气从一个 35 岁病态肥胖已插管患者的嘴里漏出，你被紧急叫到 ICU。这位患者是因为车祸被送入 ICU。当你到达时，患者氧饱和度只有 84%，心率 110 次/分，血压 130/90mmHg，可以很容易听到有空气从他嘴里漏出。护士告诉你几分钟前患者在吸入 100%纯氧的情况下氧饱和度还有 96%。你检查患者发现其脸部严重肿胀，颈部很肥胖，直径超过 70cm，提示插管可能会很困难[1]。当你准备将套囊放气以便将气管导管再往气管里送一点的时候，你发现套囊处于完全塌陷状态，仔细检查发现上面有一个洞，以致无法再对其进行充气。你不想使用气管交换管芯，因为那可能会耗费很多时间，而一旦交换时间过长会导致氧饱和度下降，从而可能造成灾难性的后果。

问题

你将 5cm 大小的浸湿的阴道填塞包放入患者喉部以堵塞声门，患者氧饱和度开始上升。不过这只是权宜之计，除此之外你还有没有其他方法？

推荐的处理方法

可以选择使用套囊修复套件(BE409)(Metropolitan Medical Inc.,Winchester,VA22603)对气管套囊进行充气。套件上的探针需要用酒精棉片进行擦拭(Kendall Webcol,Alcohol prep.Mansfield,MA02048)。这样做的目的是为了在套囊管被切断之后方便探针插入。

套囊漏气的原因包括使用了偏小号的气管导管,套囊破裂,套囊损坏以及导管被部分拔出 。意识到导管被部分拔出很关键,不然可能会导致低氧,丢失气道,甚至死亡的严重后果。套囊随时都可能发生漏气,不过并不常见。对 ICU 的 115 名发生套囊漏气的患者进行研究发现,其中有 86%都发生了气管导管移位,有 46%的气管导管尖端位于咽部[2]。

建议

记住你可以使用套囊修复套件对漏气或者丧失功能的气管导管套囊进行修复,特别是当你认为受损气管导管位置正确而没有必要换管之时。

参考文献

1. Brodsky JB, Lemmens HJM, Brock-Utne JG, Vierra M, Saidman IJ. Morbid obesity and tracheal intubation. Anesth Analg. 2002;94:732－6.
2. Mort TC. ETT cuff leak. A safety strategy. Crit Care Med. 2005;33(12):A85.

病例 49　漏气的麻醉机

你准备给一位 45 岁拟行颈椎椎板切除术的男性患者实施麻醉(150kg，178cm)。既往患者有高血压及非胰岛素依赖型糖尿病。体格检查移动患者颈部时患者主诉颈部僵硬及疼痛。静脉给予咪达唑仑镇静之后，患者被送往手术室，给予常规监测之后开始诱导。考虑到患者的颈椎问题，你使用光棒(Laerdal Medical，Stavanger，Norway)插管顺利，呼气末二氧化碳显示正常波形，双侧肺也能听到呼吸音。之后置入食管听诊器，将患者摆成俯卧位，发现呼气末二氧化碳开始从 38mmHg 下降到 30mmHg，并且 Apollo 麻醉机(Drager Medical，233542 Lubeck，Germany)开始报警提示麻醉机或呼吸环路漏气。你再次听诊双肺呼吸音正常。换成手动通气之后漏气依然存在。

问题

除了将患者换为仰卧位以外，你还可以怎么做?

推荐的处理方法

将食管听诊器拔除之后，漏气消失。因为置入食管听诊器之后马上就将患者翻转，所以并没有注意到气管导管的漏气。

建议

当放置食管听诊器之后，一定要注意观察风箱及气道压，还要注意听气道报警，不然你会后悔。

病例 50　最重要的一课

56 岁女性(72kg,178cm)患者拟行腹腔镜子宫切除术。ASA 评级为 1 级,无过敏史,目前服用的唯一药物是维生素。常规行全麻诱导,喉镜暴露 1 级,插入 7 号气管导管顺利,将套囊充气。导管内有雾气出现,也能看到呼气末二氧化碳波形。听诊双肺呼吸音对称,固定导管,深度为 22cm。然后你将患者上半身用 Bair Hugger 升温毯覆盖并放置食管温度探头。护士插入尿管,然后把尿导管包(Bard Criticore 收集装置,CR Bard Inc.,Covington,GA 30014)递给你,你将尿管接入 Criticore 收集装置(可以进行液体收集及温度测定,CR Bard Inc.,Covington,GA 30014)。此时外科医生还没有来,你无法确定她要使用哪种抗生素。

突然你觉察到氧饱和度音调的变化,查看监护仪发现饱和度已经从 100%降到了 94%,并且还在继续下降。同时你也注意到呼气末二氧化碳数值无显示,但波形却看起来正常。此时无创血压计正反复测量血压却无法测出。

问题

你将如何处理这种情况?

推荐的处理方法

首先你要做的是确定此时血压是否正常。如前所述，你可以触摸颞浅动脉，如果能够摸到，那么患者收缩压至少有 60mmHg。如果任何地方都摸不到动脉搏动，那么就该启动高级生命支持。

在本病例中(最终告到了法庭)，麻醉医生只是将注意力集中到了如何处理呼气末二氧化碳数值消失的问题上。他考虑可能是二氧化碳分析仪出现了故障，因此让其他人拿了一个新的换上。这种做法导致了对患者低血压处理的宝贵时间被拖延，从而造成了患者的缺氧，1 个月后患者在 ICU 死亡。

建议

记住监护仪只是帮助你的一种辅助手段。不要盲目迷信监护仪，如果你觉察到哪里不对，一定要将注意力放在患者身上。换句话说，一定要亲自观察和检查患者。海因(丹麦数学家、哲学家)在 1965 年曾说过："当我们被技术主宰时，灾难就离我们不远了。"

病例51　蝶窦入路垂体瘤切除术

今天你在麻醉术前评估门诊坐诊。一个58岁准备下周行经蝶窦入路垂体瘤切除术的女性(86kg,175cm)患者前来咨询。患者既往有冠心病、高血压以及主动脉瓣置换(机械人造瓣膜)病史。瓣膜置换是在8年以前,目前正服用降压药和华法林。患者未有过敏史,上次全麻(主动脉瓣置换术)过程顺利。神经外科医生在会诊请求中要求你列出有关抗凝药物的使用意见。

问题

神经外科医生想知道:

1.术前该什么时候停止使用华法林,什么时候又可以继续使用?

2.你推荐静脉使用肝素或低分子肝素(依诺肝素)(克赛)作为术前或术后的过渡治疗吗?如果推荐,什么时候该停止,什么时候可以继续使用?

你的意见是什么?

推荐的处理方法

不幸的是，我曾见到过两例主动脉瓣（机械瓣膜）置换术后的患者行经蝶窦垂体瘤切除术都在术后 36 小时内死亡。其中一个是由于抗凝治疗开始得太早（手术结束后 12 小时）导致不可控的术后出血，另一个则开始得太晚（术后 36 小时）导致主动脉瓣血栓形成。目前还没有临床研究找到了关于此问题的解决方法。我的建议是最好在术前 6～7 天停用华法林。当 INR 降到其亚治疗剂量范围之内，就可以开始使用低分子肝素 1mg/kg 或 1.5mg/kg（具体用法详见药物说明书）。由于低分子肝素作用时间较普通肝素长，因此必须在术前 12～24 小时停用。此外，使用低分子肝素的另一个优点是术前一天无需检查 PTT，而使用静脉肝素则必须将患者收治入院并持续监测患者 PTT。一旦 INR 升高（>1.5IU），就应该给予维生素 K（1～2.5mg）口服，并且术前需复查 INR。

如果情况允许，术后 1～2 天就应该尽快恢复使用华法林。过渡治疗也可以继续直至达到治疗作用的华法林抗凝效果。

这些病例中真正的难题在于什么时候开始恢复使用抗凝药物。有必要将患者送至 ICU，行动脉穿刺置管或深静脉置管，以便每小时监测凝血功能以及观察止血情况。

建议

这些患者处于不可控的术后出血或主动脉瓣血栓形成的高危风险中。在术前或术后正确的抗凝及止血治疗是患者良好转归的保障。

病例52　慢性疼痛患者行脊柱融合重建术

进行了4.5小时的腰椎融合重建术已接近尾声，医生已开始缝合切口。患者为45岁男性（90kg，180cm），俯卧于Wilson框架之上，头部处于俯卧可视头盔（Prone Views）（Dupaco，Union City，CA94587）保护之中。患者两年前由于车祸导致行走困难及背部慢性疼痛，一直使用美沙酮、加巴喷丁以及芬太尼贴片镇痛，其余病史无特殊。你采用氧气＋一氧化亚氮＋异氟醚混合吸入维持麻醉，并根据生命体征滴入镇痛药物，术中总共使用芬太尼500μg，氢吗啡酮2mg，吗啡20mg，并于手术结束前半小时静脉予以哌替啶50mg及氯胺酮30mg。手术结束前10分钟关闭七氟醚，只吸入氧气和一氧化亚氮，术毕没有拮抗肌松。在将患者翻为仰卧位之前，生命体征为心率82次/分，血压130/85mmHg。这些数字提示患者似乎处于较深的麻醉和镇痛之中，不过你并不确定这一点。

问题

除了检查氧饱和度、心率和血压之外，在将患者翻为仰卧位之后为了确定患者是否处于较深的麻醉和镇痛中，你首先应该做什么？

推荐的处理方法

首先应该查看患者的瞳孔。如果瞳孔扩大则说明镇痛不足。如果我遇到这种情况，在翻身之后我会静脉给予患者大量的镇痛药，总量可以依据患者的呼吸频率(8～12 次/分)进行计算。如果患者疼痛，速率可以调快一点。哌替啶是最合适的选择，不过总量不要超过 2mg/kg，超过则可以使用吗啡或氢吗啡酮。这样做的好处是你将之前有慢性疼痛病史的患者送到恢复室后其不会感到疼痛。

在此向旧金山加州大学麻醉科的 Merlin Larson 教授致敬，他向我们提供了名为“手术麻醉中的瞳孔异常”的表格(见表 52.1)。

我的有些同事会在患者翻为仰卧位之前就拮抗肌松。我不会那样做，因为这有可能造成患者烦躁异动，并可能伤到他们自己。而且这样给外科医生的印象也不好。对于这样的病例，外科医生宁愿你让他们苏醒得慢一些。

建议

对于既往有慢性疼痛病史且处于仰卧位的手术患者，评判其是否处于充分镇痛的一个简单的方法就是观察瞳孔。而对于那些不便于观察的俯卧位患者，则必须在患者翻为仰卧位之后马上进行观察。

表 52.1　手术麻醉中的瞳孔异常

	受累侧瞳孔大小	直接对光反射	受累侧瞳孔间接对光反射	未受累侧瞳孔间接对光反射
药物因素				
外用肾上腺素或去氧肾上腺素	大	无或迟钝[a]	无或迟钝[a]	正常
外用阿托品或东莨菪碱	大	无	无	正常
眶内局麻药注射	大	无	无	正常(如果只有动眼神经被阻滞)
眶内局麻药注射	大	无	无	无(如果动眼神经和视神经均被阻滞)
结构性损伤				
内镜手术导致视神经损伤	正常—瞳孔等大[b]	无	正常	无
内镜手术导致动眼神经损伤	大	无	无	正常
内镜手术导致视神经和动眼神经均受损	大	无	无	无
支配瞳孔开大肌交感纤维急性损伤或麻痹(急性霍纳综合征)	正常—瞳孔等大[b]	有[a]	有[a]	有[b]
第Ⅲ对神经压迫(钩回,动脉瘤)	大	无	无	有或迟钝[c]

手术麻醉中出现的瞳孔异常。检查瞳孔大小,直接和间接对光反射,对鉴定瞳孔异常原因有很大帮助。

Courtesy of Mark D. Rollins, MD, Swetha Pakala, MD, and Merlin D. Larson, MD.

[a] 全麻后由于阿片类药物的作用患者瞳孔通常会缩小,导致对光反射很难被观察到,因此可能需要专门的瞳孔测量工具来进行鉴别。

[b] 全麻患者的瞳孔开大肌丧失交感张力,因此霍纳综合征导致的瞳孔大小不等在全麻患者中不会出现。

[c] 还需要对此种情况进行回顾性分析。由于缺乏头部创伤或神经外科手术病例,还没有全麻下颅内出血患者导致新发瞳孔不等大的病例报告。

病例 53　既往有术后视力丧失病史患者再次行背部手术

今天你在麻醉术前评估门诊坐诊。一个 65 岁男性(85kg,175cm)患者前来咨询,他准备第二次择期行腰骶部椎板切除术。他在两年前行背部手术后曾出现过暂时的双侧术后视力丧失(POVL)。当时请了眼科医生会诊,诊断为缺血性视神经病变[1-3]。患者对即将进行的手术十分紧张,不过由于无法忍受背部的疼痛,他宁愿冒险。手术预计时长 1～2 小时。患者既往有 2 型糖尿病、高血压病史,还有吸烟史。目前服用格列本脲和卡托普利。

患者忧心忡忡地问道:“有没有什么办法可以避免上次手术后的事情再次发生?”

你向患者解释他有很多会导致 POVL 的危险因素,包括糖尿病、高血压、肥胖、吸烟、动脉硬化以及年龄超过 50 岁。不过好的一面是本次手术失血少以及患者没有狭角性青光眼、镰状细胞贫血、肾衰竭、胃肠道溃疡、真性红细胞增多症和胶原血管疾病。

问题

术前麻醉医生该怎么做才能预防 POVL 的发生,你有关于这方面的建议吗?

推荐的处理方法

眼内压(IOP)增加被认为是导致 POVL 的一个主要因素。Cheng 等[4]的研究发现俯卧位时患者眼内压显著高于仰卧位。眼内压增高导致眼灌注压降低[5]。有研究表明,对行背部手术的患者术前预防性使用心脏选择性 β 受体阻滞剂(如倍他洛尔滴眼液)对预防 POVL 可能有益[6]。还有研究表明,俯卧位时将患者头部抬高 15°可以降低麻醉后患者的 IOP,并且作用时间可以持续 3 小时[7]。

一项回顾性研究[8]表明,术中一些危险因素也可导致 POVL 的发生,比如俯卧时间,液体量＞8L,低体温＜35℃,血压低于基础值的 20%,以及术后面部水肿,而且这些因素较术前因素更为重要。

如果读者感兴趣,可以看一看 Warner[9]的一篇文章,其中涉及了一宗术后失明医疗官司中关于原告的专家意见。

在这些 POVL 的相关研究中,Grant 等[10]设计了一种可以在俯卧位下测量 IOP、眼灌注压及眼血流的方法。这种方法联合使用了俯卧可视头盔系统(Dupaco,Oceanside,CA)以及 Jackson 脊柱手术床(Orthopedic systems,Inc.,Union City,CA)。

建议

POVL 是一种俯卧位手术少见但严重的并发症。减少相关危险因素,如术前预防性使用倍他洛尔滴眼液以及术中将头抬高,可能会有一定效果。

参考文献

1. Williams EL, Hart WM, Tempelhoff R. Postoperative ischemic optic neuropathy. Anesth Analg. 1995;80:1018－29.
2. Tempelhoff R. An optic nerve at risk and a prolonged surgery in the prone position. Anesthesiology. 2008;108:775－6.
3. Shen Y, Drum M, Roth S. The prevalence of perioperative visual loss in the United

States: a 10 year study from 1996 to 2005 of spinal, orthopedic, cardiac and general surgery. Anesth Analg. 2009;109:1534—45.

4. Cheng MA, Todorov A, Tempelhoff R, McHugh T, Crourder CM, Lauryssen C. The effect of prone position on intraocular pressure in anesthetized patients. Anesthesiology. 2001;95:1351—5.
5. Hayreh SS. Anterior ischemic optic neuropathy. Clin Neurosci. 1997;4:251—63.
6. Brock-Utne JG. Submitted research project at Stanford University medical center.
7. Fukui K, Ahmad M, McHugh T, Tempelhoff R, Cheng MA. The effect of head elevation on intraocular pressure in anesthetized patients undergoing prone position spine surgery. Anesthesiology. 2004:A 382 (Abstract).
8. Dulitz M, Wong C. Postoperative visual loss. A retrospective chart review. Anesthesiology. 2004:A 1286 (Abstracts).
9. Warner MA. Postoperative visual loss. Experts, data and practice. Anesthesiology. 2006;105:641—2.
10. Grant GP, Turbin RE, Bennett HL, Szirth BC, Heary RF. Use of the Proneview Helmet system with a modified table platform for open access to the eyes during prone spine surgery. Anesth Analg. 2006;103:499—500.

States: a 10-year study from 1996 to 2005 of spinal, orthopedic, cardiac, and general surgery. Anesth Analg, 2009; 109:1534-45.

4. Cheng MA, Todorov A, Tempelhoff R, McHugh T, Crowder CM, Lauryssen C. The effect of prone positioning on intraocular pressure in anesthetized patients. Anesthesiology, 2001; 95:1351-5.

5. Hayreh SS. Anterior ischemic optic neuropathy. Clin Neurosci, 1997; 4:251-63.

6. Brock-Utne JG. Submitted research project at Stanford University medical school.

7. Bukat K, Ahmad N, McHugh T, Tempelhoff R, Cheng MA. The effect of head elevation on intraocular pressure in anesthetized patients undergoing prone position spine surgery. Anesthesiology, 2004; A382 (Abstract).

8. Dunn M, Wong D. Postoperative visual loss. A retrospective chart review. Anesthesiology, 2001; A1286. (Abstract).

9. Warner MA. Postoperative visual loss: Experts, data, and practice. Anesthesiology, 2006; 105:641-2.

10. [illegible] Use of the Proneview Helmet system [illegible] during prone spine surgery. [illegible]

病例 54　恢复室发生的呼吸暂停

你被安排给一名拟行疝修补术的 9 岁男孩(12kg)麻醉。患儿既往史无特殊,无过敏史,家族麻醉史也无特殊,体格检查无异常。由于术前要输注抗生素,儿科医生已经在患儿右手背放置 20 号留置针。静脉给予 0.5mg 咪达唑仑镇静之后,你将患儿推入手术室,予以常规监护,丙泊酚诱导,待入睡后面罩给氧通畅,手动辅助通气,1%～3%七氟醚+100%氧气混合吸入,之后静脉注射 4mg 维库溴铵。3 分钟后肌松监测仪反馈肌松不够,你查找原因发现静脉通道不通畅导致维库溴铵未能进入血液循环,于是重新行外周静脉穿刺,并再次给予 4mg 维库溴铵。又过了约 3 分钟,这次肌松监测仪显示肌松充分,顺利插入气管导管,采用 70%氧化亚氮+氧气+七氟醚混合吸入以及 15mg 哌替啶静脉注射维持麻醉。手术过程顺利。手术结束前常规拮抗肌松,待患儿有自主呼吸后拔除气管导管,送往恢复室。此时,患儿呈睡眠状态但可以唤醒。

15 分钟后,你被电话告知患儿不能呼吸,氧饱和度降到了 76%,让你赶快到恢复室。你在电话里让护士马上开始行人工辅助通气,并立即飞奔到恢复室,发现护士已经成功对患儿实施通气,氧饱和度已经升到了 98%,心率 135 次/分,血压 80/45mmHg。

问题

此时你该怎么做？为什么会发生这种情况？

推荐的处理方法

你迅速再次对患儿实施气管插管。患儿氧饱和度和生命体征均恢复正常。你正纳闷发生了什么,直到你发现刚才在手术间发生堵塞的液体又重新变得通畅了。你询问护士,她带着几分得意的口气告诉你她把液体重新弄好了。你哭笑不得,推入肌松监测仪监测发现患儿处于完全的肌松当中。这时你基本证实了自己的推断,随着护士将先前病房带入的液体重新弄通畅,残留的维库溴铵随之进入血液循环而导致了患儿呼吸困难。护士是好心帮了倒忙。

我们经常会遇到手术中液体不通畅的情况。出现此病例中发生的情况虽不多见,但当静脉通道不在我们视线范围之内时,就有可能发生渗漏。我曾见过一个 60 岁的男性在 4 个小时的冠状动脉搭桥术之后由于液体过量渗漏而导致肘部以上手臂被截肢。此外,我还报道过一个病例[1]:术中我们发现一条先前不通畅的液体通道(和此液体相连的静脉留置针被紧贴于患者身体两侧且被手术单覆盖,因此不在我们视线之内)变得通畅,事后查明原因是由于手术室内某个医生/护士将输液管下段切断,并将连接于静脉留置针的那一头打了一个死结,导致其看起来显得异常通畅,还好我们没有选择那条通道加入药物,不然有可能酿成大祸。如果我无法确定静脉留置针在静脉之内,那么我宁愿不用。如果非用不可,我也会对其定期进行检查。

建议

一旦发现静脉通道不通畅,应当毫不犹豫将其拔除。这样做有可能避免一场灾难。

参考文献

1. Kim A, Brock-Utne JG. Another potential problem with the "hidden IV". Can J Anaesth. 1998;45:495—6.

病例 55　双频指数意味着什么？

今天你负责给一位拟行内髂动脉瘤切除术的 70 岁女性患者麻醉。患者既往有 2 型糖尿病、高血压及稳定型心绞痛病史。服用的药物有二甲双胍(500mg bid)、格列本脲(2.5mg/d)、美托洛尔(25mg bid)、阿司匹林(100mg/d)和阿托伐他汀(20mg/d)。目前患者血糖 13.9mmol/L。手术当天没有口服降血糖药物。你在术前等待区见到了患者，告诉她你将在术中采用双频(BIS)监测仪(Aspect Medical Systems，Natick，MA)对她进行监测，以评估麻醉深度。由于这是你第一次使用 BIS 监测仪，在整个过程中你会让监测仪的厂商代表在手术室内进行指导，你把厂商代表介绍给患者并征求患者意见，她表示同意。在前往手术室的途中，你给予患者 2mg 咪达唑仑镇静。

在手术室，你安放好 BIS 监测(A-2000 XP monitor，Aspect MS，Natick，MA)的电极，将其调成连续模式。之后开始麻醉，采用芬太尼 100μg＋丙泊酚 120mg＋罗库溴铵 40mg 进行诱导，待麻醉深度和肌松足够之后，顺利插入气管导管，并用空气＋氧气＋七氟醚维持，七氟醚潮气末浓度设置为 1.1%。完成这一切后，BIS 值显示为 38～46。之后你继续放置动脉导管，抽动脉血查血气。手术开始，15 分钟之后血气结果正常。此时患者血糖浓度为 15.6mmol /L，予以 6 个国际单位纯化人类中性胰岛素。10 分钟后患者 BIS 值开始下降到 12～16。由于你没有使用经验，因此你询问厂商代表为什么 BIS 值突然下降了这么多。BIS 下降之前你除了给予患者胰岛素之外并没有使用其他药物，手术操作也很平稳，血流动力学参数亦无变化，你也没有调整呼吸参数和七氟醚浓度。

厂商代表告诉你 BIS 值低代表患者处于深度麻醉状态。他建议你减少麻醉药的用量。你对此表示怀疑，因为你的经验告诉你患者的麻醉深度应该合适，并且你并不确定 BIS 值是否能准确判断麻醉深度。你观察患者瞳孔，发现并没有过度收缩。手和头部也没有出汗。你相信你的判断，患者麻醉深度合适，你不愿做任何改变。

问题

你是会减浅麻醉，还是让厂商代表带着监测仪离开呢？或者还有没有其他的办法？

推荐的处理方法

你用手术室的电脑上网查阅资料,发现有两篇文献提到在糖尿病患者和非糖尿病患者严重低血糖都可以导致脑电活动减少[1-3]。本病例来源于病例报告[3]当中,患者的指血血糖提示患者处于严重的低血糖。纠正血糖之后,BIS 在 4～8 分钟后升到 35～39。同样的事情也发生在一个 ICU 患者身上,纠正低血糖之后 BIS 值也得到迅速升高[4]。

BIS 是基于脑电信号的一种判断麻醉深度的监测手段,可以预防术中知晓。其计算方式为依据不同阶段脑电信号的活跃程度得出一个数值,0 表示没有脑电活动,100 表示完全清醒。不过,BIS 用于判断麻醉深度存在严重的缺陷。不同的麻醉药物对 BIS 值的影响各不相同。丙泊酚、咪达唑仑和异氟烷可以将 BIS 降到 40～60,这个区间被认为(没有确切证据)是合适的麻醉深度[4]。不幸的是,当多种麻醉药物联合应用(这种情况经常发生)时,对 BIS 值的解释就变得不那么简单。当使用阿片类药物联合丙泊酚进行诱导时,患者丧失意识时的 BIS 值会高于单独使用丙泊酚诱导[5,6]。另一个有意思的现象是,当加入一氧化亚氮和氯胺酮时,按道理患者应该处于一个更深的麻醉状态,不过 BIS 值却会升高。此外,麻醉及术中肌肉阻滞程度的变化导致肌电图(EMG)的变化也会对 BIS 值产生影响,比如应用琥珀酰胆碱导致的肌电活动增强会使 BIS 值升高。

首次且唯一进行的一项大规模研究证实 BIS 监测并不能减少术中知晓发生率[7]。在该研究中,有 13 位患者在使用了 BIS 的情况下依然发生了术中知晓。实验中大概有 40%的患者进行了 BIS 监测,结果发现 BIS 监测组反而有更高的术中知晓发生率(监测组 0.18%,对照组 0.1%)。作者[6]表示两者没有统计学差异。McCulloch[8]却声称他对文章中表格 6 的数据进行分析时发现 p 值为 0.17。

在上面提到的病例[3]中,有意思的当纠正低血糖后,BIS 值回到了注射胰岛素之前的水平。

建议

临床医生必须要了解 BIS 监测的局限性,并且要明白 BIS 监测其实并不能预防术中知晓的发生。

参考文献

1. Gilbert TT，Wagner MR，Halukurike V，Paz HI，Garland A. Use of Bispectral electroencephalogram monitoring to assess neurologic status in unsedated critical ill patients. Crit Care Med. 2001;29:1996－2000.
2. Pramming S，Thorsteinsson B，Stigsby B，Binder C. Glycaemic threshold changes in electroencephalograms during hypoglycemia in patients with insulin dependent diabetes. BMJ. 1988;296:665－7.
3. Naryanaswamy M. Decrease in Bispectral index while correcting hyperglycemia and increase in Bispectral index with correction of hypoglycemia. Anesth Analg. 2009; 109:995.
4. Vivien B，Olivier Langeron O，Bruno Riou B. Increase in bispectral index (BIS) while correcting a severe hypoglycemia. Anesth Analg. 2002;95:1824－5.
5. Glass PS，Bloom M，Kearse L，Rosow C，Sebel P，Manberg P. Bispectral analysis measured sedatin and memory effects of propofol，midazolam，isoflurane and alfentanil in healthy volunteers. Anesthesiology. 1997;86:836－47.
6. Lysakowski C，Dumont L，Pellegrini M，Clergue F，Tassonyi E. Effect of fentany，alfentanil，remifentanil and sufentanil on loss of consciousness and Bispectral Index during propofol induction of anaesthesia. Br J Anaesth. 2001;86:523－7.
7. Sebel PS，Bowdle TA，Ghoneim MM，Rampil IJ，Padilla RE，Gan TJ，et al. The incidence of awareness during anesthesia: a multicenter United States study. Anesth Analg. 2004;99:833－9.
8. McCulloch TJ. Use of BIS monitoring was not associated with a reduced incidence of awareness. Anesth Analg. 2004;100:1221－2.

病例 56　新生儿腹腔镜手术

今天你值班，已经到了午夜。一个出生不满 1 天的男性新生儿（孕期 36 周）准备在腹腔镜下行十二指肠闭锁修补术。几小时前患儿刚刚被顺利娩出，重 2kg，既往病史、体格检查以及实验室检查均无特殊。你到新生儿重症监护室查看患儿，发现他脐静脉残端上有新鲜的血迹。护士告诉你她们曾尝试行脐静脉穿刺输液，不过失败了。患儿脐带没有被钳夹，只是用线将残端结扎，外周静脉通畅。你将患儿送往手术室，常规监护，预给氧，环甲膜压迫，予以丙泊酚、罗库溴铵实施顺序快速诱导。插入 3.0 号气管导管，七氟醚＋空气＋氧气维持。然后你又置入一根外周静脉导管，并给予 1μg/kg 芬太尼。插入脐带套管针（trocar）后，手术准备开始。突然，你注意到患儿呼气末二氧化碳压从 28mmHg 降到了 6mmHg，同时氧饱和度无法测出，心率从 140 次/分降到了 100 次/分，脉搏也无法触摸到。无创血压测出只有 40/20mmHg，心电图来源心率为 96 次/分。你关掉七氟醚，只用 100％纯氧进行通气。

你的第一反应是可能发生了二氧化碳栓塞，不过你发现台上手术医生还没有开始用二氧化碳向腹腔内充气。同时外科医生排除了套管针导致的腹内损伤及活动性出血。查体未发现任何气胸征象，也没有发现静脉通道有空气进入。并且之前你在行外周静脉穿刺置管时也很小心没有让空气进入。在诊断不明确的情况下，你开始对患儿进行心肺复苏（CPR）。

问题

在排除了二氧化碳栓塞，来自静脉通道的空气栓塞，手术医生造成的低血容量及气胸之后，造成这种现象的原因是什么？此外，你认为这并不是过敏反应。

推荐的处理方法

来自脐静脉的空气栓塞是造成该患儿心血管衰竭的罪魁祸首。这个病例和 Lalwani 及 Aliason 所报道的病例有相似之处[1]。当手术医生将套管针拔出,立即开始行 CPR,他们观察到脐静脉残端有活动性出血,于是马上结扎止血,将腹部关闭。超声心动图探测到右心室、肺动脉及主动脉内大量空气。你将体位摇成头低脚高位,静脉给予肾上腺素,约 10 分钟 CPR 之后,患儿呼气末二氧化碳重新开始出现,脉搏也能触及,监护仪上开始显示脉搏波形。之后患儿被送往 ICU 行机械通气。恢复顺利,10 天后出院。1 个月后随访无异常[1]。

尽管本病例[1]中没有提及,不过可以想象很有可能在胎儿娩出后不久就进行了脐静脉穿刺置管的尝试。因此,脐静脉钳夹才被移除或者根本就没有进行脐静脉钳夹,而采取了脐静脉结扎的方式,不过结扎并不能完全阻止出血及空气的进入。

如上所述,造成这种困境的原因是空气栓塞。这种情况也可能在充气前插入套管针时损伤脐静脉后发生。此外,术前脐静脉穿刺置管失败以及不正确的脐带结扎都可能导致脐静脉与外界空气想通。当实施全麻诱导后,继发血管舒张及中心静脉压力降低,就有可能发生静脉空气栓塞。

建议

当发现脐静脉上有新鲜血液时,不管脐带是否钳夹或结扎,都必须引起注意。

参考文献

1. Lalwani K, Aliason I. Cardiac arrest in the neonate during laprascopic surgery. Anesth Analg. 2009;109:760－2.

病例 57　全凭静脉麻醉

今天你给一个拟在腹腔镜下行胆囊切除术的 49 岁女性(48kg,168cm)患者麻醉。25 年前该患者在全麻时曾出现过心脏骤停,具体情况不详。患者告诉你她有恶性高热家族史,既往曾在全麻下做过十余次手术,最近的一次是 8 个月前的全膝关节置换术,都没出现过问题。这些手术采取的具体麻醉方法不详。患者无过敏史,其余病史无特殊。实验室检查均正常。考虑到患者有恶性高热家族史,你决定采用全凭静脉麻醉。你给患者左手行 20 号留置针穿刺顺利,给予 4mg 咪达唑仑镇静后推入手术室,常规监护,予以芬太尼、丙泊酚和维库溴铵诱导,插管顺利,50%氧气+空气混合通气。尽管不是特别相信,你还是给患者施行了 BIS 监测(见病例 55)。反正科室里有,不用白不用。之后你按外科医生的要求将患者手臂紧挨身体放置,再一次确认静脉通道通畅。丙泊酚 100μg/(kg·min)+瑞芬太尼 0.09μg/(kg·min)维持麻醉。由于手术医生以慢著称,你预计手术时间为两小时。

问题

你会让手术马上开始吗?还有没有什么需要做的?

推荐的处理方法

你还应该再准备一个静脉通道。当采用全凭静脉麻醉时，应当有两个静脉通道，一个用于输液，另一个用于输注麻醉药物。此外，还必须保证让它们随时在你的视线范围之内。你应当告诉手术医生你的顾虑，并让他尽量满足你的要求。

用于单独输注麻醉药物的那一根静脉通道，我通常采用双头输入装置(Smiths Medical，Brisbane QLD 4113)。其好处在于可以将丙泊酚和瑞芬太尼分别从不同的入口输入，并且由于其输入点靠近静脉穿刺点，可以减少药物输入无效腔。

当我采用全凭静脉麻醉时，我通常会保留两个静脉通道。有全凭静脉麻醉只使用一个静脉通道而导致术中知晓的病例报告[1]，原因为静脉通道失效从而麻醉药物无法进入体内，当患者心率突然增高后才引起麻醉医生的警觉。患者术后发生创伤后应激障碍(PTSD)，数月后才治愈。不过并不能明确患者术中是否发生了对疼痛的知晓[1]。

建议

当采用全凭静脉麻醉技术时，保留两个静脉通道是必要的。一个用于给予麻醉药，另一个用于输液等。

参考文献

1. Mashour GA, Wang LYJ, Esaki RK, Naughton NN. Operating room desensitization as a novel treatment for post-traumatic stress disorder after intraoperative awareness. Anesthesiology. 2008;109:927－8.

病例 58　一个 ICU 患者

患者为 58 岁男性，因为严重消化道出血从内科病房转到 ICU。既往有肝硬化和肾功能不全病史。患者目前意识不清，伴有低氧、低血压及心动过速，你检查患者发现其左手臂极度柔软、水肿，满是淤斑。左手背 18 号静脉留置针周围布满了红斑，这是患者唯一的静脉通道，并且这个通道自从患者 48 小时前转入 ICU 后包括复苏、输血等整个过程都一直在使用。你拔掉留置针，请外科医生就手臂情况会诊。

你给患者行颈内静脉置管及右桡动脉置管，并开始积极抗感染性休克治疗，包括液体复苏、抗生素以及升压治疗。患者血气分析提示呼吸衰竭[PaO_2<60mmHg，和(或)$PaCO_2$>55mmHg]。予以气管插管后行机械通气。之后会诊医生赶到，诊断手臂发生了坏死性软组织感染。1 个小时后，患者被送往手术室行紧急外科扩大清创术。送检的血液及组织培养均显示大肠杆菌阳性。

24 小时后，逐渐停用升压药，患者血流动力学稳定。不过由于左手臂疼痛，还需要给予一定的阿片类药物镇痛，于是你呼叫医院的急性疼痛治疗团队会诊。不幸的是，在采用了自控镇痛(PCA)、氯胺酮及芬太尼贴片等手段联合治疗后，仅仅只是部分缓解了患者的疼痛。

尽管镇痛不充分，你还是计划让患者在接下来的 4 天脱离呼吸机 。不过之后的每一次脱机都告失败，原因均为低氧和(或)呼吸暂停。

问题

你有什么更好地控制疼痛及让患者脱机的办法吗？

推荐的处理方法

你给患者置入锁骨上神经阻滞导管对臂丛进行连续阻滞，患者疼痛立即得到了缓解，之后停掉阿片药物，成功拔管。患者第二天就转出 ICU 回到内科病房。之后 3 天均通过神经阻滞导管注入局麻药物止痛（Hansen JA and Lin LH，2009，personal communication）。

通过对臂丛神经留置连续神经阻滞导管，缩短了患者 ICU 逗留时间，加速了患者恢复。

建议

对于多系统功能障碍伴随四肢软组织感染坏死的 ICU 患者，局部神经阻滞可能会使患者受益。记住在阻滞前检查患者的凝血功能。

病例 59　恢复室新发心房纤颤

今天你负责给一位 68 岁拟行疝修补术的女性(62kg,173cm)患者麻醉。患者既往有吸烟史 30 年,还有高血压、非胰岛素依赖型糖尿病及高血脂病史。无心律失常史,术前心电图正常。无全身麻醉和手术史。患者和她女儿都对全身麻醉非常紧张,且又不愿意接受监护麻醉方案(手术医生注射局麻药+静脉镇静)。你给患者左手行静脉穿刺置管,给予 4mg 咪达唑仑镇静,插入喉罩全麻顺利。手术进行了 70 分钟,共输入 2L 晶体。整个过程患者生命体征平稳,出血少于 100mL,尿量未统计。

在恢复室,你正站在床边与护士进行交接,突然注意到患者心电图显示新发的快速型房颤(AF),不过患者未诉不适,无呼吸困难及胸痛。此时患者心率 130 次/分,血压 130/80mmHg,氧饱和度 96%,正通过鼻套管吸入 3L 氧气。你给患者行 12 导联心电图,再次确认了房颤的诊断。

你将情况告知手术医生,他查看患者和心电图之后说道:“这有什么问题吗?”你向他解释患者出现了新发的快速型房颤,应当被送至监护病房并请心内科医生继续治疗。手术医生并不同意,而是认为一旦患者达到出恢复室的条件,就应当被送回家,然后第二天再去找心内科医生。你们俩各执一词,互不相让。

问题

此时你该怎么做？

推荐的处理方法

这是发生在我朋友身上的一个真实病例，当时他刚开始上班不足 1 周。

你找到患者的女儿谈话，委婉地告诉她发生了什么和你准备怎样应对。你告诉她有以下几种选择：

1.让外科医生将她母亲转到监护病房，由心内科医生进行治疗(你认为这是最好的选择)。

2.按照外科医生说的做。

3.同样按照外科医生说的做，不过出恢复室之后马上直接将患者送往最近的急诊室。

4.尝试在恢复室对患者进行治疗，不过一旦失败就必须收治入院。

患者女儿选择了第 4 种方案，我朋友于是在恢复室静脉给予患者地尔硫䓬15mg，给药时间大于 15 分钟。患者心室率迅速下降到 70～75 次/分，血压为 149/75mmHg，12 导联心电图也转为窦性心率，无心肌缺血表现。之后患者女儿考虑到将母亲转到监护病房会给她母亲带来额外的压力，决定带她母亲回家，等到第二天再去看心内科医生。6 个月之后随访，患者心率仍然为窦性。

建议

1.绝对不要忽视新发的房颤。如果在恢复室复律失败，应该马上请心内科医生会诊，然后将患者收入监护病房，这是唯一正确的选择。

2.如果与医生的治疗意见产生分歧，应当将这些不同意见告知患者或家属，然后由他们选择。应将谈话内容、取得的共同意见和准备采取的治疗措施详细记录在病历之上。这样做可以很好地锻炼你的“外交才能”，而这些在学校是学不到的。

病例 60　快速升高的中心体温

你被安排给一名 53 岁拟在腹腔镜下行胃旁路及食管裂孔疝修补术的女性患者麻醉。两年前患者曾在腹腔镜下行胃空肠吻合术。她有高血压、病态肥胖病史，既往麻醉史无特殊，无过敏史。你常规予以咪达唑仑、芬太尼、丙泊酚及氯琥珀胆碱诱导，插管顺利，一氧化亚氮＋氧气＋七氟醚混合吸入，维库溴铵间断推注维持麻醉。放置胃管及食管体温探头，上半身采用 Bair Hugger(42℃)保温毯保温。

手术开始约 30 分钟后，患者体温从 36.2℃升高到 38.8℃，不过心率、血压以及最重要的呼气末二氧化碳都维持不变。

问题

你不能确定发生了什么，此时你该怎么做？你会进行特别的处理吗？

推荐的处理方法

你在患者前额放置了一个温度探头(Liquid Crystal temperature indicator),同时在咽后壁也放置一个,两者温度均显示为 36℃。之后你将食管温度探头往后拔出一点,发现温度读数也开始下降。造成这种现象的原因是手术医生在切开食管时使用的电刀干扰了食管温度探头的温度传感器[1]。同样的病例报告也见于一个行腹腔镜胃底折叠术的小儿患者[2]。此外,使用热灯照射新生儿也会导致温度升高[3]。

建议

当一种体温监测工具显示患者体温快速升高时,要想到是否有干扰因素存在,应该换另外的工具对体温进行测量以便对比。

参考文献

1. Egan BJ, Clark C. A spurious increase of core temperature during laparoscopy. Anesth Analg. 2009;108:677.
2. Sanders JC. Deep positioning of an esophageal temperature probe may lead to overestimation of core body temperature during laparascopic Nissen fundoplication in infants. Paediatr Anaesth. 2005;15:351－2.
3. Claure RE, Brock-Utne JG. Liquid crystal temperature indicator — a potential serious problem in pediatric anesthesia. Can J Anaesth. 1998;45:828.

病例 61　长时间的手术

你被叫到急诊科对一名 54 岁男性(80kg,188cm)患者进行评估,他由于从摩托车上摔下导致右髋臼骨折,拟行开放减压内固定术。患者既往有吸烟史 35 年,无过敏史。体格检查未发现其他复合伤。患者否认车祸后意识丧失,称自己记得任何事情。

在手术室,你使用硫喷妥钠和氯琥珀胆碱对患者进行快速顺序诱导。气管插管和右手桡动脉穿刺置管均顺利。然后你将患者摆放为左侧卧位,左手臂放置于搁手板上,用泡沫包裹,并保持肘关节弯曲角度大于 60°。右手臂则置于上方夹板上。两只手与手术台的夹角都小于 90°,均被护具很好地保护和固定。

你采用一氧化亚氮＋氧气＋七氟醚混合吸入,芬太尼＋吗啡间断推注维持麻醉。手术进行了 7 个小时,出血超过 7L,输入大量红细胞、白蛋白、羟乙基淀粉和晶体液。手术期间反复查血气均正常,手术结束时患者 HCT 为 30%,整个过程血流动力学平稳。术后患者被送往恢复室,待清醒后拔管,自主呼吸正常,未诉疼痛。

术后第一天,患者主诉左手无力,检查发现左手和前臂水肿(＋1),不伴有感觉缺失。腕关节屈伸、手指屈伸、手指外收和内展时肌力均减弱,只有正常的 1/5。右手没有问题。你考虑为术中体位引起的周围神经损伤。请神经科专家会诊后,他们的一致意见是这种情况在 1 天或 2 天内就会好转。

问题

不幸的是，一直到术后第 5 天患者情况都没有出现好转。除了再次请神经科专家会诊之外，在这期间你还有什么可以做的？

推荐的处理方法

你需要给患者做脑部核磁共振成像(MRI)及磁共振血管成像(MRA)。果然 MRI 显示患者后右额叶急性腔隙性脑梗死，此部位正好位于支配手部运动的主要皮质区之内。脑部和颈部的 MRA 无异常。

在本病例(George V，Fielder M，Barker SJ，2009，术后手臂无力：臂丛损伤或其他？personal communication)中，患者开始口服阿司匹林 81mg/d。行经胸超声心动图和颈动脉超声均正常。7 天后患者出院时，右手肌力只有稍许的恢复。

围术期卒中(POS)很少见。发生率取决于手术时间的长短、手术的紧急程度以及出血量的多少[1]。在心脏手术中，由 POS 造成的永久性神经功能损害发生率高达 6%[1,2]。如果排除掉心脏、颈动脉、颈部及颅内手术，POS 发生率为 0.04%～0.2%[3]。POS 的危险因素包括之前有卒中病史、肥胖、高血压、周围性血管病变以及术后心律失常[1,2,4]。POS 主要发生机制为栓塞，一项研究表明行冠状动脉旁路移植术后发生 POS 的患者中有 62%都是由栓塞性梗死造成的。出人意料的是，血栓性梗死、出血性梗死及腔隙性梗死所占的比例不到 5%[1]。

建议

对于那些不具备危险因素的患者，POS 虽然少见，不过仍有可能发生，一定要记住这点。

参考文献

1. Selim M. Perioperative stroke. N Engl J Med. 2007;356:706－13.
2. Bucerius J et al. Stroke after cardiac surgery. A risk factor analysis of 16,184 consecutive adult patients. Ann Thorac Surg. 2003;75:472－8.
3. Brown D et al. Perioperative stroke caused by arterial tumor embolism. Anesth Analg. 2004;98:806－9.
4. Ide M et al. Early postoperative stroke in patients with an arterial septal aneurysm. Anesth Analg. 1999;89:300－1.

病例 62　术中顽固性呃逆——怎么办?

今天你负责给一个 3 岁男孩麻醉,患儿重 16kg,ASA 评级为 2 级,因为先天性双耳重度听力丧失,准备行人工耳蜗植入术。在术前等待区,你发现患儿正以 4 次/分的恒定速率呃逆,呃逆时伴随整个头部剧烈的摆动。患儿母亲告诉你患儿一紧张就会出现这种情况。你将患儿推入手术室,诱导前 20 分钟给予患儿 8mg 咪达唑仑口服,患儿变得安静,不过对呃逆效果不大。予以常规监护,七氟醚+氧气混合吸入,入睡后行外周静脉穿刺置管,予以 100mg 丙泊酚及 50μg 芬太尼静脉推注,插入带套囊的 4.5mm 气管导管,以压力控制模式行机械通气,采用七氟醚+空气混合吸入及瑞芬太尼 0.05～0.2μg/(kg·min)持续泵入维持麻醉。

不过郁闷的是,在诱导期及气管插管后的整个过程中,患儿呃逆都没有消停。甚至在麻醉维持期间,其频率反而增加到了 5～7 次/分,以 10 秒的间隔予以 25～30mmHg 的正压通气无效[1]。小心翼翼地经口插入胃管[2]也只吸出少量气体和胃内容物,呃逆仍在继续。用手刺激迷走神经,静脉推注阿托品 0.1mg+利多卡因 20mg+丙泊酚 50mg+芬太尼 50μg,以及轻度允许性高碳酸血症均无效。

外科医生表示由于严重的收缩及头部持续的摆动,手术无法进行。你建议使用肌松剂,不过外科医生告诉你由于术中要持续监测面神经,所以肌松剂为禁忌。他开始考虑取消手术。

问题

你还有其他办法吗？

推荐的处理方法

你询问手术医生能否可以在呃逆的情况下先将面神经分离出来。如果可行的话,那么之后就可以使用肌松剂。手术医生同意了你的建议。解剖出面神经并给予肌松剂之后,呃逆马上消失,手术顺利完成。在恢复室待了90 分钟之后,患儿被允许回家,不过仍然以 5～7 次/ 分的速率呃逆。当晚打电话随访,患儿父母告诉我们当他们一回到家患儿呃逆很快就停止了[3]。

文献表明,围术期呃逆在小儿患者中并没有更高的发病率[4]。然而,难治性呃逆有时会干扰手术及诊断,特别是在像本病例中不能使用肌松剂的情况下[3]。值得注意的是,术中持续性呃逆有时可能是负压性肺水肿[4]或酸性物质误吸[5]后的临床表现。术前予以咪达唑仑镇静有可能会增加呃逆的发生[6]。

建议

在那些术中持续呃逆治疗失败的病例中,记住可以让手术医生帮忙同意你在特定的时间段内使用肌松剂。

参考文献

1. Saitto C, Gristina G, Cosmi EV. Treatment of hiccups by continuous positive airway pressure (CPAP) in anesthetized subjects. Anesthesiology. 1982;57:345.
2. Howard SR. Persistent hiccups. BMJ. 1992;305:1237－8.
3. Panousis P, Kaufenberg Z, Brock-Utne JG. Persistent intraoperative hiccups. Remember the surgeon can help (Submitted for publications 2010).
4. Stuth EAE, Stucke AG, Berens RJ. Negative-pressure pulmonary edema in a child with hiccups during induction. Anesthesiology. 2000;93:282－4.
5. Borromeo CJ, Canes D, Stix MS, Glick ME. Hiccupping and regurgitation via the drain tube of the ProSeal Laryngeal Mask. Anesth Analg. 2002;94:1040－5.
6. Lierz P, Marhofer P, Glaser C, Krenn CG, Grabner CM, Semsroth M. Incidence and therapy of midazolam induced hiccups in pediatric anesthesia. Paediatr Anaesth. 1999;9:295－8.

病例 63　颈内静脉置管

一位病态肥胖男性(160kg,175cm)患者拟行腹腔镜胃旁路术。既往有高血压、高血脂、静脉穿刺困难病史。在术前准备区,你在患者手腕背部建立了一个 20 号静脉通道,给予抗酸剂后将其带入手术室,使用甲氧氯普胺、芬太尼、丙泊酚及氯琥珀胆碱实施快速顺序诱导顺利。插入气管导管顺利。这时你发现 20 号留置针不是很通畅,于是决定行右侧颈内静脉(IJV)置管。你让护士去拿超声机,不过不走运的是手术室唯有的两台机器都送去修理去了。患者颈部周长有 45cm,你估计不在超声引导下置管可能会很困难[1]。

问题

你有什么方法能让置管变得相对容易吗?

推荐的处理方法

予以 $10cmH_2O$ PEEP 可以增加约 41% 颈内静脉横断面面积（Hollenbeck KJ, et al., 2009, personal communication）。有意思的一点是，增加的面积和年龄、性别、体重指数、禁食状态及气道峰压均无关。不过实施 PEEP 的一个缺点是可能造成卵圆孔未闭的患者发生心脏反流[1]。

Fujiki 等人的研究[2]表明病态肥胖患者和非肥胖患者间颈内静脉穿刺成功率并没有统计学差异。对于肥胖患者，保持头部于正中位可以减少颈内静脉和动脉的重叠。

建议

记住 PEEP 可以增加颈内静脉的横断面积。

参考文献

1. Jaffe RA, Pito FJ, Schnittgere I, Siegel LC, Wranne B, Brock-Utne JG. Aspects of mechanical ventilation affecting interatrial shunt flows during general anesthesia. Anesth Analg. 1992;75:484-8.

2. Fujiki M; Guta C, Lemmens HJM, Brock-Utne JG. Is it more difficult to cannulate the right internal jugular vein in morbidly obese patients than in non-obese patients? Obes Surg. 2008;18:1157-9.

病例 64　支气管内异物

你被派往非洲一个小国执行医疗任务。刚抵达后不久，在急诊室你看到很多患者正在排队等候。值班医生是一个老者，由于医院只有他一个医生，所以所有事情都是他一个人在做。一个 16 个月的男孩被送了进来，症状是过去 4 个多小时内持续加重的喘息和喘鸣。患儿既往有 3～4 个月的哮喘病史，药物治疗效果不佳。母亲告诉你这次发作是最严重的一次。患儿显得很惊恐和痛苦，肺部听诊表现出典型的哮喘征象，每一次强迫呼气都可以听到喘息音，不过看起来并没有发绀。急诊室内没有脉搏氧饱和度仪，所以无法测量氧饱和度。患儿正用辅助呼吸肌帮助呼吸，右肺听诊只听到有少量空气进入。胸部 X 线片显示右肺下叶不张。你的新同事——急诊室里的那位老医生——诊断可能发生了异物误吸，准备将患儿带到手术室行支气管镜检查。老医生的助手是一个没有经过专业麻醉训练的医生，于是你提出和他一起去，他显得很高兴。

在手术室，你用吸入让患儿入睡后。22 号留置针手部静脉穿刺顺利。然后用硬质支气管镜检查确认右侧主支气管异物。老医生采用钳夹、吸引导管等多种手段均告失败。他感到很郁闷，因为他并不想行胸廓切开术。

问题

患儿仍处于麻醉状态下，你有没有好的建议可以让手术医生取出异物?

推荐的处理方法

你通过支气管镜放入一根未充气的 2.0 号 Fogarty 动脉取栓导管[1]，从侧方绕过异物后将球囊充气，然后拉出导管，一个固体金属样的物体随着导管被带出，再用钳子将其夹出。再次放入支气管镜检查，确定没有其他异物残留。患儿随后苏醒，顺利恢复，于第二天出院。

应当引起注意的是，有报道按照上述方式使用 Fogarty 导管有可能产生并发症[2,3]，包括球囊破裂和(或)导管尖端断裂。一旦发生，那么侵入性操作就可能无法避免。还好这些并发症并不多见。

还有一点需要特别注意的是，如果异物为花生米之类的话，那么这才是真正的紧急状况。作为有机物的花生米含有盐分，会很快吸收水分膨胀，从而造成气道阻塞导致灾难性的后果，特别是当其在主气管内的时候。我就曾经遇到过一例这样的病例，幸运的是患儿手术后最终活了下来。

建议

Fogarty 动脉取栓导管有很多种用途，这是其中的一种用法。

参考文献

1. Mackle T, Russell J. The combined use of Fogarty balloon with extraction forceps for the controlled retrieval of an endobronchial foreign body. Int J Pediatr Otorhinolaryngol. 2001;60:163－5.
2. Treen DC, Falterman KW, Arensman RM. Complications of the Fogarty catheter technique for removal of endobronchial foreign bodies. J Pediatr Surg. 1989;24:613－5.
3. Ross MN, Haase GM. An alternative approach to management of Fogarty catheter disruption associated with endobronchial foreign body extraction. Chest. 1988;94:882－4.

病例 65　第四脑室囊肿

一个 15 岁男孩(60 kg,152cm),因脑囊虫病准备经蝶骨入路行第四脑室囊肿切除术。患儿既往病史无特殊,无过敏史。常规全麻诱导,一氧化亚氮＋氧气＋0.6％异氟烷混合吸入,瑞芬太尼 0.05μg/(kg · min)持续泵入维持麻醉。手术如期开始,不过不走运的是当手术医生打开第四脑室之后,发现囊肿很难切除。

问题

你有什么办法可以帮助外科医生切除囊肿吗?

推荐的处理方法

采用 Valsalva 手法(咽鼓管充气法,VM)。研究表明,VM 可以增加神经外科患者的颅内压[1,2]。在一例病例报告中[3],采用 VM 后,颅内囊肿向外凸出,给外科医生将注水导管放入囊肿后方创造了条件。之后注入盐水,囊肿周围黏附组织松解到一定程度,将囊肿完整切除。手术剩余的部分就变得简单了。

建议

Valsalva 手法通常用于开颅手术中确定静脉止血效果。也可用于经蝶窦入路手术中帮助肿瘤/囊肿的切除。

参考文献

1. Prabhaker H, Bithal PK, Suri A, Rath GP, Dash HH. Intracranial pressure changes during Valsalva maneuver in patients undergoing neuroendoscopic procedures. Minim Invasive Neurosurg. 2007;50:98－101.
2. Wendling W, Sadel S, Jimenez D, Rosenwasser R, Buchheit W. Cardiovascular and cerebrovascular effects of applied Valsalva maneuver in neurosurgical patients. Eur J Anaesthesiol. 1994;11:81－7.

病例 66　局麻后全身惊厥

一大早病房收治了一个因和“朋友”打架被刀砍伤的 28 岁男性(78kg，178cm)患者，诊断为右侧尺神经损伤，无其他复合伤。患者仍处于醉酒之中，声称自己已经 5 个小时没有进食任何食物和水，否认药物过敏史，否认药物滥用，生命体征平稳，血红蛋白 11g/dL。患者居无定所，被送入手术室时已经行静脉输液，自 1 小时前入院到现在已经输注乳酸林格液 1000mL。上午 4 点你开始行锁骨上臂丛神经阻滞，药物为 1.5mg/kg 的 0.5%布比卡因(20mL)+1.5mg/kg 的 1%利多卡因(10mL)。4 点 20 分手术开始，阻滞效果良好，患者未诉疼痛。5 分钟过后，患者开始出现类似全身惊厥的表现，不过有自主呼吸，通过面罩吸入 100%纯氧后，氧饱和度能达到 95%以上，心律齐，94 次/分，血压 140/90mmHg。

由于患者除了受伤的那只手没有动之外，其余身体一直在抖动，手术医生停止了操作。

问题

可能的诊断是什么？你会怎么做？

推荐的处理方法

鉴别诊断有：

1.局麻药毒性反应。不太可能。从注射局麻药到惊厥发作时间过长(即使是局麻药缓慢吸收造成延迟发作，也不会等到 25 分钟后才开始)。

2.未确诊的癫痫发作。也不太可能。患者并未表现出癫痫的典型症状比如咬舌和(或)大小便失禁。

3.过量饮酒后导致的延迟性低血糖昏迷。可能性最大。

在本病例中，给患者输入 50％葡萄糖液之后情况好转。患者停止抽搐，变得安静，手术得以在神经阻滞下顺利完成。

还有一个相似的病例[1]。一个 22 岁过度饮酒的患者在区域阻滞后发生了延迟性惊厥，同样静脉给予葡萄糖后 10 分钟内抽搐停止，总共给予 60mL 50％葡萄糖后患者血糖才升高到 2.3mmol/L(正常禁食后血糖水平应为 3.33～6.60mmol/L)。

如果诊断错误，患者可能会受到两种不同的治疗，都对患者不利：

1.由于患者无法停止抽搐，只好将麻醉改为全身麻醉。

2.将患者作为局麻药中毒来处理(对患者使用肌松剂，实施机械通气等)。

在上面提到的两个病例中，如果没有及时通过静脉补充葡萄糖，可能会造成严重的脑损伤。

建议

过量酒精摄入可能会造成低血糖。如果诊断错误，可能导致严重的脑损伤。

参考文献

1. Naidu R, Brock-Utne JG. Generalized convulsion following regional anesthesia — a pertinent lesson. Anesth Analg. 1988;67:1192.

病例 67　俯卧位患者心脏骤停

28 岁男性(84kg,180cm)患者,因被火车碾压导致骨盆骨折被收治入院。既往有抑郁症病史,余无特殊,无过敏史。患者清醒,诉疼痛剧烈,无其他复合伤。体格检查心脏和肺部未发现异常,胸部 X 线也正常。患者被送入手术室,准备在俯卧位下行骨盆多处骨折切开复位内固定术(ORIF)。你采用依托咪酯+氯琥珀胆碱快速顺序诱导,插入 8 号气管导管顺利,一氧化亚氮+氧气+七氟醚混合吸入,芬太尼间断推注维持麻醉。在将患者翻身为俯卧位之前,你给其行右桡动脉穿刺置管,颈内静脉(Arrow-Flex sheath 9Fe,Arrow International,Reading,PA 19605)置管,并保留外周 14 号静脉留置针。手术过程顺利,失血约 5L。术中补液充足,血流动力学稳定,心率 80 次/分,血压 110/75mmHg,中心静脉压(CVP)15cmH_2O,血气分析及电解质均正常,HCT28%。在记录完这些数据后不到 1 分钟,患者动脉波形突然消失,同时氧饱和度及呼气末二氧化碳迅速下降。心电图显示窦性心律,130 次/分。颈动脉搏动无法触及。

问题

此时你会怎么做?

1.马上将患者翻转为仰卧位开始心肺复苏(CPR)?

2.尝试在俯卧位下行 CPR,之后再翻转患者?

推荐的处理方法

应当在俯卧位下尝试 CPR。一些文献均建议在某些受限制的特殊情况下,俯卧位下行 CPR 为最佳选择,即使在可以将患者转为仰卧位的情况下[1]。如果在俯卧位下立即施行 CPR,可以很快为大脑和心脏供氧,同时其他人也可以为将患者翻转为仰卧位做准备。

在本病例中(Almazan D and Tzabazis A ,2009,personal communication),外科医生立即将双手置于患者肩胛下缘,开始在俯卧位下进行胸外按压。由于患者胸腔下有支撑装置,所以按压后可以产生反作用力。患者收缩压很容易就超过了 80mmHg(动脉测压)。此外,在抢救的两分钟内还通过静脉使用了 1mg 肾上腺素及 0.4mg 阿托品。当把患者翻转为仰卧位之后,患者已经恢复了自主心肺功能。之后患者被送往 ICU,30 分钟后清醒,能听从指令。之后的检查证实造成无脉性电活动(PEA)的原因为肺栓塞。在为患者安装下腔静脉滤网 3 天之后,继续完成剩余手术,之后患者出院,未有神经方面后遗症。在本病例中,俯卧下进行有效的 CPR,拯救了患者的生命,它使得血管活性药物可以进入循环,带来明显的氧饱和度、动脉血压和呼气末二氧化碳的回升。

当胸骨下方不能提供支撑时,在用右手按压脊椎胸部中段时,左手应该握拳放置于胸骨下方。当然,如果有两个人 ,一个人按压,一个人提供支撑,就更好了。

俯卧位手术发生心脏骤停的危险因素包括:心脏病变,低血容量,空气栓塞,过氧化氢冲洗创口,糟糕的体位,以及静脉回流受阻[2]。

Mazer 等[3]的初步实验表明俯卧位下行 CPR 可以产生足够的平均动脉压。

建议

幸运的是,俯卧位全麻患者发生心脏骤停的情况很少。一旦发生,在将患者翻转为仰卧位之前,你应该和外科医生一起马上在俯卧位下实施 CPR。如果有动脉测压,你可以对 CPR 的效果进行实时监测。

参考文献

1. Beltran SL, Mashour GA. Unsuccessful cardiopulmonary resuscitation during neurosurgery: is the supine position always optimal? Anesthesiology. 2008;108:163－4.
2. Brown J, Rogers J, Soar J. Cardiac arrest during surgery and ventilation in the prone position: a case report and systematic review. Resuscitation. 2001;50:233－8.
3. Mazer SP, Weisfeldt M, Bai D, Carinale C, Arora R, Ma C, et al. Reverse CPR: a pilot study of CPR in the prone position. Resuscitation. 2003;57:279－85.

病例 68　体重指数(BMI)超标的矮个患者

今天你准备给一位 44 岁的女性患者麻醉。患者体重 145kg，身高 145cm(BMI 56.3)，拟行阴式子宫切除术，其余病史无特殊，无过敏史。在术前准备区，你给患者行静脉穿刺，予以镇静后推入手术室，常规麻醉诱导，面罩给氧，气道评级 2 级，插入 7 号气管导管顺利，听诊双肺呼吸音对称。患者入睡之后，将其双腿放于马镫支架上(Yellowfins，Allen Medical，Acton，MA 01720)。手术开始前，你按外科医生的要求将手术床升到最高，同时将头摇得很低。她称这样做可以让她站着手术以保持良好的视野。

手术床被升高到和你脸齐平的位置，然后被摇成陡峭的头低脚高位。你坐在凳子上，膝盖正好位于患者头部下方。

问题

你有什么需要担心的吗？如果有，为什么？

解决方案

当时我觉得没什么可担心的，悠闲地坐在手术台头端的麻醉机旁边。手术进行约 40 分钟后，外科医生扭过头去翻找器械，这时悲剧发生了，患者开始顺着手术台往下滑。我急忙试着将患者稳住，不过失败了，还在继续下滑。当我回过神来的时候，发现自己已经坐在了地上，患者的头正好搁在我膝盖上，我右手正死死固定住气管导管。当时的情况狼狈不堪，唯一让我松了一口气的是患者的生命体征没有变化。更好笑的是，由于当时外科医生正埋头找器械，并且这一切发生得悄无声息，所以当她回过头来的时候，我听到她惊愕地问了一句："我的患者跑哪去了？"我一时不知该如何回答，只记得当时回了她一句："你的患者在我这儿呢，呃，这个，有人可以帮我再叫一个麻醉医生进来帮忙吗？"不多久我的朋友兼同事 Alex Macario 医生来到手术室，他看了我一眼，说道："你在下面做什么？"

在他的帮助下，我们重新将患者摆好了体位，不过这次没有采用头低脚高位。

没有研究表明麻醉后患者从手术台上滑落的概率有多少。不过有一点可以明确的是，医院内跌倒并不少见[1-3]。一家大型教学医院的研究数据表明其发生率约为 3.1‰[1]。科室不同，发生率也不同。其中有 6.1% 的跌倒会造成严重的伤害[1]。最常见的损伤有：53.6% 为出血或裂伤，15.9% 为骨折或脱臼，13% 为血肿或挫伤。

建议

对于那些又矮又重，双腿放于马镫支架上，体位被摇成陡峭的头低脚高位的患者，你必须得提高警惕，要随时防范他们从手术台上滑落，避免造成严重的后果。

参考文献

1. Fisher ID, Krauss MJ, Claiborne Dunagan W, Birge S, Hitcho E, Johnson S, et al. Patterns and predictors of inpatient falls and fall-related injuries in a large academic hospital. Infect Control Hosp Epidemiol. 2005;26:822－7.
2. Inouye SK, Brown CJ, Tinetti ME. Medicare nonpayment, hospital falls, and unintended consequences. N Engl J Med. 2009;360:2390－2.
3. Von Renteln-Kruse W, Krause T. Incidence of in-hospital falls in geriatric patients before and after the introduction of an interdisciplinary team-based fall-prevention intervention. J Am Geriatr Soc. 2007;55:2068－74.

病例 69　口腔手术后出血

55 岁男性(74kg,180cm)患者,由于左磨牙后区溃疡导致疼痛被收治入院。病变约 1.5cm,两天前在局麻下行活检示原位癌,今天准备行病灶广泛切除加下颌骨骨膜剥脱术。患者有长期抑郁症病史,服用舍曲林[选择性 5 羟色胺再吸收抑制剂(SSRI)]100mg/d,同时还在口服萘普生(非甾体类抗炎药)500mg bid 止痛,此外还有吸烟史(20 支/天)及饮酒史(5 酒精单位/天)。他否认药物滥用史及过敏史。体格检查无特殊。心电图和包括凝血常规在内的各项实验室检查均正常。入手术室之前,患者非常紧张,你给予其 6mg 咪达唑仑镇静,常规芬太尼、丙泊酚和罗库溴铵诱导,经口插入气管导管顺利,之后用一氧化亚氮＋30％氧气＋地氟醚混合吸入维持麻醉。手术快结束时,彻底止血之后关闭切口,此时患者 MAP 比之前基础 MAP 低 10％。待患者清醒后送往恢复室,未述疼痛,生命体征平稳。1 小时后,你被紧急叫到恢复室,在那里你发现患者出现严重的呼吸窘迫,指着自己颈部示意无法呼吸。此时患者氧饱和度为 90％。查体时你发现患者口腔底部一个巨大的血肿堵塞气道。患者氧饱和度继续下降至 85％,你马上给予患者面罩吸氧并托起下颌,不过无效。你赶快让人去推纤支镜车,同时打电话请耳鼻喉科医生急会诊准备行气管切开。在等待期间,你尝试行经鼻盲探气管插管,不仅没有成功,反而造成了鼻出血。不过之后成功置入鼻咽通气管至咽后部,患者氧饱和度回到了 90％。会诊的耳鼻喉科医生首先赶到,而此时纤支镜还没到,于是成功在局麻下为患者行气管切开。

问题

是什么原因造成的血肿？除外手术因素，考虑到患者术前凝血功能正常，还有什么原因会造成出血？

推荐的处理方法

造成血肿的罪魁祸首为 SSRI(舍曲林)和非甾体抗炎药萘普生的联合应用[1]。行气管切开后,由于填塞作用,血肿没有进一步扩大。之后停用舍曲林和萘普生,用可待因替代,效果良好。之后追问病史患者诉在服用舍曲林期间曾发生过 3 次手术后异常出血事件:一次为鼻中隔手术之后,一次为拔牙之后,一次为溃疡活检术后。

SSRI 造成术后出血的原因为其阻止血小板摄入 5-羟色胺[1],而血小板中 5-羟色胺的一个功能为促进血小板的聚集。当连续服用 SSRI 几周后可造成 5-羟色胺耗竭,进而引起血小板功能改变导致出血时间延长。由于出血时间被认为并不可靠,所以术前不会对其进行常规监测。SSRI 已经被证实可以导致异常出血,特别是上消化道出血[2,3]。一项荟萃分析表明,SSRI 导致上消化道出血的风险增加 2 倍[4]。需要注意的是,氟西汀、帕罗西汀以及舍曲林能最高强度抑制 5-羟色胺再吸收,它们导致异常出血的概率更高[5,6]。由于数据缺乏,术中异常出血和 SSRI 的关联还不清楚,对于骨科手术,出血风险会增加至 4 倍,而对于冠状动脉搭桥术则没有这样的发现。

服用 SSRI 的患者如果行神经阻滞或行闭合腔隙部位(如神经外科)的手术,也有发生异常出血的潜在风险。

建议

对于那些服用 SSRI(伴或不伴服用非甾体抗炎药)的手术患者,应当警惕其发生异常出血的危险。

参考文献

1. Van Cann EM, Koole R. Abnormal bleeding after an oral surgical procedure leading to airway compromise in a patient taking a selective serotonin reuptake inhibitor and a nonsteroidal antiinflammatory drug. Anesthesiology. 2008;109:568－9.
2. Turner MS, May DB, Arthus RR, Xiong GI. Clinical impact of selective serotonin re-

uptake inhibitors therapy with bleeding risks. J Intern Med. 2007;261:205—13.

3. Wessinger S, Kaplan M, Choi L, Williams M, Lau C, Sharp L, et al. Increased use of selective serotonin reuptake inhibitors in patients admitted with gastrointestinal haemorrhage A multicenter retrospective analysis. Aliment Pharmacol Ther. 2006;23:937—44.
4. Luke YK, Trivedi AN, Singh S. Meta-analysis: gastrointestinal bleeding due to interaction between selective serotonin uptake inhibitors and non-steroidal anti-inflammatory drugs. Aliment Pharmacol Ther. 2008;27:31—40.
5. Halperin D, Reber G. Influence of antidepressants on hemostatsis. Dialogues Clin Neurosci. 2007;9:47—59.
6. Meijer WEE, Heerdink ER, Nlen WA, Herings RMC, Leufkens HGM, Egberts ACG. Association of risks of abnormal bleeding with degree of serotonin reuptake inhibition by antidepressants. Arch Intern Med. 2004;164:2367—70.

病例 70　选择正确型号的双腔管

今天你准备给一位因慢性肺不张拟行右上肺叶切除术的 36 岁女性(70kg,163cm)患者麻醉。18 个月前患者曾行心脏双肺联合移植术,其余病史无特殊。

术前胸部 X 线摄片提示患者气管直径为 19mm,左支气管无法看见。胸部电脑断层扫描确定气管直径 19mm,左支气管直径 10mm。按照文献,气管直径大于 18mm 应当选用 41 号双腔管(DLT)[1]。

问题

对于此患者而言,41 号双腔管是否合适?

推荐的处理方法

不合适，对于此患者应当选用更小型号的双腔管。

Brodsky 等[1]介绍了选择左侧双腔管的技巧。然而对于有肺移植病史的患者而言，他的方法并不适用[2]。在上述病例中[2]，作者插入了 39 号左侧双腔管而不是 41 号，术中很好地完成了隔离。

通常情况下，如果气管直径为 19mm，那么预计左支气管的直径会大于 12mm，这时需要插入 41 号左侧双腔管。但这个患者做过肺移植术，主气管以下的肺部被人为移植于主气管终端气管环之上。被移植的左支气管比预计的更小(10mm)。因此，应该选择 39 号左侧双腔管。对于普通患者而言，如果气管直径≥16mm，应该选用 39 号双腔管；如果≥15mm，则选择 37 号；如果<15mm，选择 35 号。

采用以上推荐型号[1,2]的双腔管具有如下优点：不会使得双腔管被插入过深；单肺通气时气道阻力更小；将支气管套囊充满需要的空气更少，压力更小。

建议

有肺移植病史的患者通常需要插入比推荐型号更小的左侧双腔管。

参考文献

1. Brodsky JB, Macario A, Mark JBD. Tracheal diameter predicts double-lumen tube size: a method for selecting left double-lumen tubes. Anesth Analg. 1996;82:861－4.
2. Habibi A, Mackey S, Brodsky JB. Selecting a double-lumen tube after lung transplant. Anesth Analg. 1997;84:938－43.

病例 71　术前长期血糖偏低的患者

48 岁肥胖女性患者，体重 160kg，身高 163cm，准备行腹腔镜胃旁路术。既往有非胰岛素依赖型糖尿病史，口服降糖药治疗。有高血压、高血脂史，均控制良好。心电图示窦性心律。患者为第一台手术，早上 7 点你见到了患者，她自诉由于过重，导致运动耐受性差。进一步询问得知她还在服用人参(一种中成药)，认为其有“安神”作用。手术当天早上 5 点，患者感到很“紧张”，于是服用了 3 倍正常剂量的人参，此外还服用了抗高血压药物。听诊患者双肺呼吸音清晰，心率 88 次/分，血压 140/90mmHg。此外，电解质、PTT、PT、INR 及 HCT 均正常。早上 7 点查指血血糖为 3.61mmol/L(正常值为 3.89～5.56mmol/L)。患者确定自己早上没有服用降血糖药物，并声称平常她的血糖水平就偏低。手术预计时间为 4 小时。

问题

1.你担心患者的低血糖吗？如果担心，你会采取何种处理措施？
2.造成低血糖的原因是什么？

推荐的处理方法

只要发生了低血糖，都应该引起我们的注意。造成低血糖的原因为 3 倍正常剂量的人参。人参为五茄科类植物的根部提炼而成，其活性成分为人参皂苷。有报道表明，人参既有升压也有降压作用，还具有中枢神经系统兴奋作用，并且还会干扰血小板聚集。人参的英文“Panax”是从希腊语“panacea”衍生而来，意为“包治百病的药物”。亚洲人参属于人参的一种。

Lanca[1] 报道了服用人参的一些副作用及其对其他药物的干扰，包括以下几点：

1. 无论是离体实验还是临床实验都证实人参有降血糖作用。机制为刺激胰岛素合成，减缓葡萄糖肠吸收。因此，对于 2 型糖尿病口服降糖药物的患者而言，人参应当谨慎服用。

2. 人参的抗凝作用也已见于报道。一篇有意思的临床随机对照实验证实人参可以增加使用华法林的患者血液凝结的风险。

3. 和单胺氧化酶（MAO）抑制剂存在药物相互作用。

建议

现在中成药的使用越来越广泛。我们有必要熟悉各种中成药的使用方法，特别是它们的副作用及和其他药物间的相互作用。

参考文献

1. Lanca J. Herbal medications：an evidence-based review. CME Calif Physicians. 2008；134:19－42.

病例 72　将单腔 Cordis 导管换为三腔管的注意事项

夜已深，你正在值班，一个电话把你叫到了病房，那里有个患者正等着把通过颈内静脉(IJV)置入的单腔 Cordis 导管(Arrow Flex Sheath，9Fr)换成三腔管。两种导管都是由箭牌公司生产的。患者的主管医生不是你，不过因为你是一线班，而且其他人都回家了，所以由你处理。患者处于清醒状态，既往有肥胖、高血压、非胰岛素依赖型糖尿病，深静脉血栓病史，还曾因冠心病行血管成形术及旁路移植术。患者由 ICU 转入，由于医院规定普通病房内不能留置单腔 Cordis 导管，所以只能拔除或换成三腔管。考虑到没有其他静脉通道，外科医生于是决定将其换成三腔管。

在换管之前你再次确定了以下事情：

1.换管需要在头低位下完成。

2.单腔 Cordis 导管置入处干净无血肿。

3.患者凝血功能正常。

4.换管前保证有另一个静脉通道通畅。

5.保证无菌操作。

6.你知道可以通过单腔 Cordis 导管的尾端扭锁插入一根 8 号填塞管芯。

7.你明白换管用的弹簧导丝可能会刺穿 Cordis 导管(Arrow Flex Sheath)近端的活瓣而导致大出血。

8.在拔出单腔 Cordis 导管时应该让患者深呼吸。

问题

你准备开始换管了，不过似乎你还忘记了一件重要的事情，是什么呢？

推荐的处理方法

你还需要确定患者之前有没有通过颈内静脉安放下腔静脉(IVC)过滤器[1]。你可以通过询问患者或阅读胸片得知,这点对于有深静脉血栓病史的患者尤为重要。在病例报告[1]中,将交换导丝通过 Cordis 导管进入颈内静脉大约 50cm 后,拔出 Cordis 导管,然后顺着导丝置入三腔管顺利。不过之后却遇到了麻烦,导丝和滤网缠绕在了一起,无法拔出,最终只得靠暴力才解决问题。事后行胸部 X 线片发现 IVC 滤网已经移位到了上腔静脉。幸运的是,之后通过滤网鞘成功移除了移位滤网,没有发生任何并发症。

为了避免安装 IVC 滤网的患者发生此类并发症,最好的方法是引导导丝不要放入颈内静脉过深,10cm 就已经足够。

一定要记住 IVC 滤网可以很容易地在胸片上观察到。在本病例[1]中,患者之前的胸片提示滤网位置正确。

此外,还应该记住在完成任何中心静脉置管操作之后将导丝移除。来自中国[2]的一篇文献报道了这样一个病例,在完成锁骨下深静脉置管之后,引导导丝意外地不见了,6 个月后发现其居然从患者后颈部冒了出来。作者称轻易地就将其从颈部拔除。

建议

引导导丝置入颈内静脉的深度最好不要超过 10cm。

参考文献

1. Sudip N, Stockoz-Scaff L. A complication of central venous catheterization. N Engl J Med. 2007;356:21.
2. Guo H. Complication of central venous catheterization. N Engl J Med. 2007;356:1075.

病例 73　术中出故障的挥发罐

现在是星期一的早上，今天你的工作是负责外科门诊的麻醉，已经有 4 位妇科患者在排队等候。第一位患者是 30 岁女性（78kg，173cm），因为附件包块导致骨盆痛收治入院，其余病史无特殊，无手术史，正自服非处方镇痛药。在术前准备区你给患者行静脉穿刺，予以 3mg 咪达唑仑后，推入手术室，预给氧、丙泊酚、芬太尼及维库溴铵诱导，七氟醚＋空气（50％）＋氧气维持。然后你让护士给患者导尿。此时以 2％浓度的七氟醚维持麻醉已有 5 分多钟，患者生命体征平稳，不过你观察到监护仪上显示的呼气末七氟醚浓度却只有 0.5％。你检查挥发罐是满的，安放位置也正确。然后你将七氟醚浓度调到 6％，等待 10 分钟后发现呼气末浓度依然显示 0.5％。你担心患者会术中知晓，于是再次查看患者生命体征，发现其心率已经从 78 次/分升高到了 88 次/分，血压也从 110/80mmHg 升至 145/90mmHg，检查瞳孔大小约为 2.5mm（非针尖样）。此时手术医生刚完成切皮，并且愉快地正准备进行下一步操作。

问题

此时你该怎么做？

推荐的处理方法

你必须不遗余力地避免患者会术中知晓。对于本病例,我会采取如下措施:

1.将七氟醚换成其他吸入麻醉剂。在本例中我将其换成了异氟醚。

2.将 70%一氧化亚氮混合入氧气中吸入。

3.将 Y 型管从气管导管上取下,然后看是否能闻到七氟醚的味道。这样可以明确是气体采样仪还是挥发罐有问题,之后才好据此通知麻醉技术人员(如果有的话)进行处理。因为两者同时都出问题的可能性很小。如果几乎闻不到味道,那么必须马上更换挥发罐。

4.追加镇痛药物。

5.再次查看呼气末异氟醚浓度是否升到了正常水平。

6.如果呼气末异氟醚浓度显示正常,再次确认你是否可以闻到异氟醚的味道。

7.密切观察患者生命体征。确定其在正常范围内。检查瞳孔,如果麻醉深度足够,瞳孔会变小。

8.如果你还是担心麻醉深度不够,可以让手术医生暂停手术,然后你可以从容地对患者实施全凭静脉麻醉。

9.如果你担心患者已经有术中知晓,你可以在术中尝试和患者对话,告诉他他现在可能是醒着的,不过不用恐慌,一切都很好,你会马上再让他睡着。我曾经在一个患者(该患者重达 312kg)身上这样做过,由于术中突发大量失血,我不得不将吸入浓度调小,并预见到他会术中知晓,然后我按上述方法对其进行安抚。果然,术后几个小时,他告诉我他听到了我术中对他说的话,知晓的持续时间有 5～10 分钟,不过他并没有感到疼痛(术前我们实施了胸段硬膜外镇痛),并且我的话让他感到很舒服。6 个月后的圣诞节,我还收到了他寄给我的一条手织围巾。

10.手术结束后,将麻醉机全部推到走廊上,然后换一套新的。考虑到独立的外科门诊不太可能有麻醉技术人员全天守在那里,就算有,也很有可能修不好,所以你懒得白费工夫。

11.术后一定要确认患者是否术中知晓。一旦知晓,那么风险管理团队就应该介入。记得不仅要向患者而且还要向其所有家属解释什么(要有证人在场)。谈话内容也要记录完整。

12.明确机器或挥发罐到底出现了什么问题。

这是发生在我一个朋友身上的一个病例。状况发生约 10 分钟之后，他将七氟醚换成了异氟醚，不过患者依然术中知晓，术后能够回忆起插入尿管的过程。我朋友向患者解释是由于机器故障才导致此种情况发生，他对我们的解释表示满意，没有提出起诉。

我对瞳孔大小可以作为判断患者是否处于麻醉状态这一点深信不疑。针尖样瞳孔表明患者应该已经入睡。不过要记住静脉大剂量应用去氧肾上腺素有散瞳作用(瞳孔扩大)，其原理为支配眼球的交感神经纤维导致虹膜径向肌纤维兴奋，从而引起瞳孔扩大。

建议

在查明问题之前，应当将整个麻醉机从手术室移出去不再使用。记录下麻醉机的序列号，将整个事件过程详细写下来，复印 3 份，一份汇报给主任，一份交给你的麻醉团队，一份自己保留。如果不上报，麻醉机可能在第二天还会被继续使用，一旦发生伤亡事故，你就会被追究不上报的责任。

病例 74　手术室内新发的心律失常

一名 59 岁会计师(69kg,173cm),准备在门诊行胆囊切除术。5 天前患者曾因胆石胰腺炎住院,3 天前在全麻下行 ERCP 括约肌切开术,手术顺利,于当天出院。既往有高血压病史,血压控制良好。由于患者是基督教青年足球联队的教练,平时经常锻炼。他母亲健在,已是 92 岁高龄,但父亲在 72 岁时死于心脏疾病。患者唯一的一份心电图是 5 天前入院时做的,显示窦性心律,I 导联和 AVL 导联示 ST 段轻度压低,心率 79 次/分,血压 130/85mmHg。在术前准备室,你给患者成功行静脉穿刺,患者稍显紧张,给予 3mg 咪达唑仑镇静之后推入手术室,移到手术床上,常规心电监护。不过当你看到监护仪(Datex)上显示的心电图波形(图 74.1)时,你惊呆了。

此时患者生命体征为 76 次/分,血压 113/73mmHg。你转向患者,他正闭着眼,看起来很放松,你问道:"你现在觉得胸痛或者呼吸困难吗?"他回答道:"不,我觉得很舒服。"

此时手术医生走了进来,询问为何患者还没有入睡。

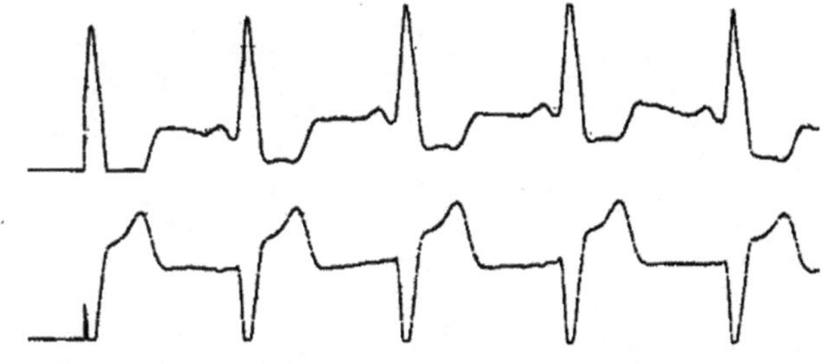

图 74.1　心电图波形

问题

此时你该怎么做?

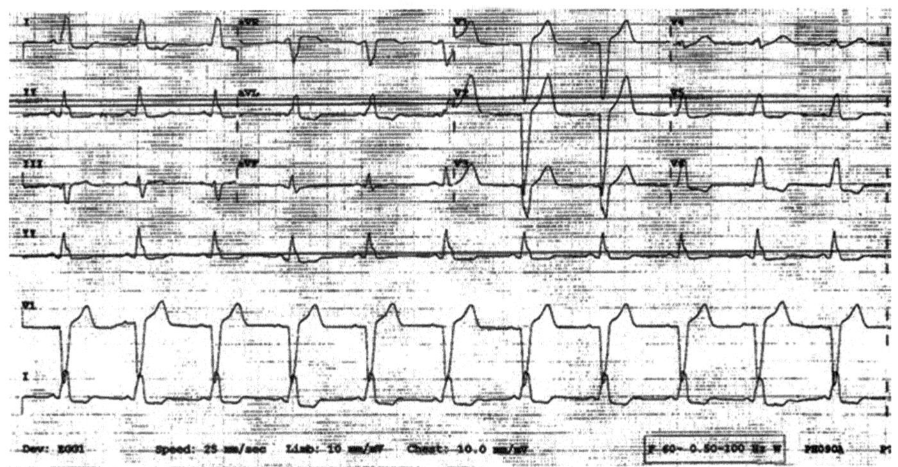

图 74.2　心电图波形

推荐的处理方法

这是发生在我身上的一个病例。

我告诉手术医生患者新发了左束支传导阻滞(LBBB)。当我们站在那里一直注视着监护仪心电图波形的时候,它又变回了 5 天前刚入院的样子:心率 68 次/分,血压 102/71mmHg。3～5 分钟之后,LBBB 波形(图 74.2)再次出现。

手术取消,患者被送到恢复室。在那里行 12 导联心电图,示窦性心律,左束支传导阻滞。请心内科医生会诊,行颈动脉窦按摩之后,LBBB 终止。据此,心内科医生诊断其为心率依赖型 LBBB。患者出院回家,准备进一步行心脏检查。

那么问题来了:患者 LBBB 第一次发生是在什么时候?是已经间歇性发作了很长一段时间,还是 ERCP 术后才发生?如果我们在术前做了 12 导联心电图,LBBB 应该就能提前被发现,患者就不会被安排手术,心内科专家也会马上介入。

建议

新发的 LBBB 必须要引起重视。进一步的心脏检查是必要的。

病例 75　ICU 发生的心脏骤停

半夜你被紧急叫到 ICU 帮忙实施心肺复苏。一个了解病情的医学生跑来向你汇报情况:患者是一名 41 岁男性,有扩张型心肌病病史,5 天前行心脏移植术,术后两天发生多器官功能衰竭,使用多种升压药及强心药以维持血流动力学稳定。目前正采用丙泊酚持续镇静,通过桡动脉置管监测血压。

你到达之后,发现患者已经发展为无脉性室性心动过速停搏,护士正在进行胸外心脏按压,同时呼吸治疗师正予以 100％氧气人工双肺通气。患者唯一的一个静脉通道是通过右锁骨下静脉置入的三腔中心静脉导管(Arrow Reading,PA 19605),其每一根分管的末端都接有三通开关。丙泊酚输注管被接在最长的那根分管上,你将其从三通上取下,通过此处推入抢救药物,不过却没有效果。你回抽以确认此管道是否通畅,发现可以很容易地抽出血液。之后你注意到患者右肩部的病员服是湿的,于是你检查接在三腔管上的三通,发现用于输注丙泊酚的那个三通有渗漏,其余两个则没有问题。你将那个三通换掉,患者成功复苏。

问题

你知道三通渗漏的原因吗?

推荐的处理方法

事后你对输注丙泊酚的那个三通进行检查，发现上面有裂缝(Matthew Kolz and John L Chow，personal communication 2004)。已经有研究发现输注脂质药物(如丙泊酚等)可以引起三通出现裂隙[1,2]。不过，由于 ICU 通常使用的是特殊的能够耐受以上药物的三通，因此出现裂隙的三通多半来自手术室，被带到 ICU 之后忘记了更换。

由于丙泊酚在 ICU 镇静中使用越来越广泛[2-4]，因此临床医生对这一并发情况应当有所了解。

建议

当需要持续输注包括丙泊酚在内的脂质药物时，记住要使用不会裂开的三通。

参考文献

1. Nakao M，Yamanaka S，Onji I. Cracks of polycarbonate three-way stopcock are caused by fat emulsion not by propofol. Masui. 2000;49:802－5 (Article in Japanese).
2. Nakao M，Yamanaka S，Iwata M，Nakashima M，Onji I. The cracks of polycarbonate three-way stopcocks are enhanced by the lubricating action of fat emulsion of propofol. Masui. 2003;52:1243－7 (Article in Japanese).
3. Hall RI，Sandham D，Carinal P，Tweeddale M，Moher D，Wang X，et al. Propofol vs midazolam for ICU sedation: a Canadian multicenter randomized trial. Chest. 2001;119:1151－9.
4. Young C，Knudsen N，Hilton A，Reves JG. Sedation in the intensive care unit. Crit Care Med. 2000;28:854－66.

病例 76　一例严重代谢性酸中毒

48 岁女性患者(68kg,170cm),由于烟雾病准备行颅内外血管重建术(EC-IC 旁路)。既往有高血压、高脂血症病史,肾功能正常。由于患者近来有短暂性脑缺血发作,故医生建议手术。患者术前 5 天停用氯吡格雷(波立维),为了评估脑血流储备,术前 1 天入院行单光子放射断层扫描(SPECT 扫描)。扫描前两小时单次口服乙酰唑胺 250mg。

手术当日,你采用咪达唑仑、丙泊酚、芬太尼和罗库溴铵常规诱导,瑞芬太尼和异氟醚维持麻醉。诱导期还给予了麻黄碱和去氧肾上腺素。待患者入睡后,行桡动脉穿刺置管及右锁骨下静脉三腔深静脉导管置管。

诱导后约 15 分钟行动脉血气分析。让所有人都感到吃惊的是,血气分析提示碳酸氢根为 16mmol/L,碱剩余为 8.8。再次抽血送检显示相同结果。

问题

是什么造成了如此严重的代谢性酸中毒?你将怎么办?

推荐的处理方法

罪魁祸首为乙酰唑胺。即使肾功能正常的患者单次小剂量服用，也会抑制肾脏近曲小管中的碳酸酐酶，从而导致碳酸氢盐从尿中排出而产生代谢性酸中毒。这种作用通常较轻，有自限性，不过有些也会很严重[1]。乙酰唑胺通常用于青光眼及高原病，也用于行 SPECT 扫描之前单剂口服以评估脑血流储备。

上述病例[3]中发生的酸中毒程度严重，持续时间久，因此拔管时间被推迟到术后 48 小时，拔管后无后遗症。术后第七天，患者碳酸氢根升至 23mmol/L，碱剩余降至 0.7。

持续性代谢性酸中毒可以导致心血管系统及中枢神经系统损伤，因此，围术期监测酸碱状态很重要。目前由于缺乏肾脏病理学检查，还无法解释为何单剂口服乙酰唑胺会导致有些患者出现过度反应。

建议

记住单剂乙酰唑胺也可能产生持续而严重的酸中毒。

参考文献

1. Heller I, Halevy J, Cohen S, Theodor E. Significant metabolic acidosis induced by acetazolamide. Arch Intern Med. 1985;145:1815－7.
2. Rim NJ, Kim HS, Shin YS, Kim SY. Which CT perfusion parameter best reflects cerebrovascular reserve? Correlation of acetazolamide-challenged CT perfusion with single-photon emission CT in Moyamoya patients. AJNR Am J Neuroradiol. 2008;29:1658－63.
3. Charles M, Kulkarni V, Brock-Utne JG. Severe metabolic acidosis during EC-IC bypass for Moyamoya, induced by acetazolamide used for a SPECT scan (a case report) (Submitted for publication 2011).

病例 77　区域阻滞复合全麻下进行的踇囊炎切除术

72 岁女性(84kg,173cm)患者,准备择期行踇囊炎切除术及槌状趾截骨矫直术,既往病史无特殊。为了便于术中及术后镇痛,术前你在超声引导下给患者实施腘窝隐神经阻滞。由于患者在术中不想听到任何声音,你同时给予患者喉罩全麻。手术持续时间约 2.5 小时,手术及麻醉过程顺利。手术结束,用厚石膏模型固定腿部,患者清醒后送往恢复室。

30 分钟后,患者开始诉手术腿重度疼痛(10/10)。患者打石膏的腿被放在枕头之上,尽管石膏被玻璃纤维覆盖,你仍然能感受到其还是温热的。

考虑到 3.5 小时前进行的隐神经阻滞效果良好,因此你对患者的疼痛感到十分不解。不过你还是在 10 分钟内给予患者 150μg 芬太尼镇痛,效果不佳,患者疼痛仍然为 10/10。你决定重新行神经阻滞,此次阻滞效果良好,患者未再诉疼痛。

问题

对于此病例的处理你满意吗?有什么是你没有考虑到的?

推荐的处理方法

让你郁闷的是，当术后第 3 天石膏被移除之后，患者小腿后方呈现几乎完全性的 3 度烧伤，不得不施行植皮术，万幸的是植皮后患者完全恢复。

当你在恢复室面对此种情况时，一定要明白患者出现重度疼痛是有其原因的。明智的选择是建议骨科医生重新打石膏。如果他们不愿意，一定要将情况记录下来。重新行神经阻滞并不是一个好办法。

当使用热水浇筑的厚石膏时，一定要小心。有研究表明水温不要超过 44℃[1]，不过也得视石膏的厚度而定。Halanski 等[2]的研究表明，如果是很厚的石膏，那么水温最好不要超过 24℃。此外，如果需要用玻璃纤维覆盖，则必须要等到石膏凝固冷却之后才能进行。快速凝固石膏会增加烫伤的危险[3]。有意思的是，预制的玻璃纤维夹板比现浇的圆形石膏更加安全。当厚石膏被放在枕头上时，发生烫伤的风险最高[2,3]。

建议

在恢复室对患者进行评估时需要随时提高警惕，特别是对那些接受了区域阻滞且术后进行了石膏固定并抱怨严重疼痛的患者。你必须要对石膏可能造成的烫伤心中有数。当你认为有烫伤可能时，千万不要再次对患者实施区域阻滞。

参考文献

1. Read JA, Ferguson N, Ricketts DM. Plaster cast burns: the reality. Emerg Med J. 2008;25:827-8.
2. Halanski MA, Halanski AD, Oza A, Vanderby R, Munoz A, Noonan KJ. Thermal injury with contemporary cast-application techniques and methods to circumvent morbidity. J Bone Joint Surg Am. 2007;89:2369-77.
3. Hutchinson MJ, Hutchinson MR. Factors contributing to the temperature beneath plaster of fiberglass cast material. J Orthop Surg Res. 2008;3:1-8.

病例 78　现在你该怎么办?

你是一个退休的麻醉医生(183cm, 113kg),住在夏威夷的毛伊岛上。不幸的是一天晚上,你在人行横道行走时被一辆公共汽车撞了,你被撞飞了 3 米多远,造成肱骨碎成 6 块,一根肋骨骨折,头皮 25cm 长的裂伤,以及全身多处挫伤。你被紧急送往毛伊岛第一医院,在那里医生首先对你进行了头皮缝合,然后骨科医生走了进来准备给你安排肱骨固定术,你告诉他你有困难插管病史,他回答你不用担心,和他配合的麻醉医生特别优秀。

48 小时之后,你躺在了手术室里,一个麻醉医生站在你旁边,他看起来很高,由于冲浪,皮肤被晒成了古铜色,头发金黄,感觉就像是一个穿着旱冰鞋的高中生。他让你放轻松,称已经了解了情况。你告诉他大约 25 年前自己最近一次手术时能通过自己声门插入的气管导管型号为 6 号,他则告诉你医院里唯一的一根插管纤支镜只能使用 7 号导管。

你不想在局麻下行气管切开,也不想在吸入麻醉气体后让他"试一试"。考虑到自己粉碎性肱骨骨折且伴有确切的神经损伤,你也不想转院到檀香山或旧金山。

问题

面对如此两难困境,你有什么好的建议能够对我们的老麻醉医生顺利实施插管?

推荐的处理方法

这件事情发生在我一个非常好的朋友身上,他的名字叫 Gordon Taylor,当时他对那个麻醉医生说道:“我们是否可以尝试一下,用 6 号导管行清醒经鼻盲探插管。”那个小伙子同意了,然后他们用了很长一段时间讨论该用什么局麻药物(夏威夷没有可卡因)和血管收缩剂。最后 Gordon 说道:“或许我们可以一起做?”他勉强同意了。将纤维支气管镜套上 7 号导管拿到手术室备用之后,那个年轻的麻醉医生静脉给予 Gordon 格隆溴铵 0.2mg,哌替啶 50mg,之后用 5%的利多卡因软膏浸润右侧鼻孔,通过喷雾装置对咽后部及声带喷入利多卡因和阿福林(0.05%盐酸羟甲唑啉)。对于之后发生的事,Gordon 是这样描述的:“当那位年轻人将导管送入我右侧鼻腔之后,我阻止了他,然后要求让我自己来。感觉到导管尖端位于声带之上以后,我顺利将其送入。入睡之前,我记得最后一件事是听到一位女性的声音在喊道:‘天呐,他自己给自己插的管!’”。

很明显,Gordon 活了下来,不然他也没机会讲这个故事。在事故发生后 18 个月,他的神经损伤已经恢复了 90%左右。

现在已经很少有人教授清醒盲探经鼻气管插管。不过在 Gordon 他们所处的时代,也就是 1960 年他还在英国伦敦的威斯敏斯特医院当住院医生的时候,清醒盲探经鼻气管插管可是相当流行的。当时牙科手术普遍采用经鼻盲探插管,为了让患者大潮气量呼吸以方便插管,通常采用二氧化碳混合其他麻醉气体吸入,在麻醉机氧气和一氧化亚氮开关旁专门有二氧化碳旋钮,充有二氧化碳的储气罐就放在麻醉机后方。

作者 JGBU 回忆当时我们在南非的时候没有二氧化碳,为了达到相同的效果,在用氟烷让患者入睡之后,我们用乙醚代替二氧化碳给患者吸入,同样可以减慢患者呼吸,增大潮气量。此外,我们还在气管导管近端连接一个小哨子,这样当我们成功插入导管之后,手术室内的每一个人都可以听到“悦耳”的口哨声。不过有意思的是,在插管成功之前手术室里可是鸦雀无声。

我和 Gordon 都一致认为我们之后的麻醉医生没有学会清醒经鼻气管插管是一个很大的遗憾。

建议

对于麻醉医生而言,困难气管插管是一个永恒的挑战。到目前为止,在保留患者自主呼吸的情况下插管依然被认为是最安全的方法。特别是当你作为患者躺在手术床上,知道困难插管可能导致的各种严重后果的时候。Gordon Taylor 教授的事情就是一个很好的例子。

病例 79　一例奇怪的病例

45 岁门诊女性患者(70kg,180cm),因子宫内膜异位症准备在全麻下行腹腔镜探查术。在术前准备区你见到了患者,由她丈夫陪同,自诉既往体健,从未做过手术,也无过敏史。不过你翻看病历却发现上面记载着她曾做过下巴整形术。你再次对此进行询问,她矢口否认,称记录有误。

你给患者行外周静脉穿刺并予以咪达唑仑镇静,将其推入手术室,行无创监护,予以丙泊酚、芬太尼和罗库溴铵常规诱导,一氧化亚氮+30%氧气+七氟醚混合吸入及吗啡间断推注维持麻醉。手术预计时间为 3 小时,不过 30 分钟后手术医生告诉你手术已经完成。为了评估神经肌肉阻滞情况,你在患者前额旁眼角上下各放置一个电极片,将肌松监测仪的输出功率开到最大,并将模式分别调为 4 个成串刺激,双短强直刺激及强直刺激,不过都未能诱发出眼轮匝肌的收缩。你怀疑监测仪是否出了问题,遂用其对自己腕部尺神经进行刺激,发现即使在很低的功率下都工作良好。

问题

你该怎么做?等待罗库溴铵作用消退,查找引起延迟阻滞的其他原因,还是使用肌松拮抗剂?

推荐的处理方法

对于那些可能处于完全肌肉麻痹的患者，一定不要使用拮抗剂。新斯的明有可能会加重神经肌肉的阻滞程度。

你改变电极位置，将其安放在患者腕部尺神经之上，采用 4 个成串刺激模式，这次顺利引出了 4 个有力且突然终止的肌肉收缩。随后患者顺利苏醒[1]。事后当她丈夫不在场时，她承认曾注射肉毒杆菌对脸部和下巴进行过塑形。

我们还曾遇到过一个电视播音员，也隐瞒了下巴整形的病史，结果插管时搞得我们狼狈不堪[2]，不过还好最后还是插进去了。

建议

对于那些采用肉毒杆菌进行过整形手术的患者，如果需要监测神经肌肉功能，最好对尺神经进行刺激。

参考文献

1. Ward SJ, Harrop-Griffiths W. Botox injections and monitoring neuromuscular blockade. Anaesthesia. 2006;61:714－26.
2. Brock-Utne JG, Brodsky JB, Haddow GR, Azar DR, Kaye B. Difficult laryngoscopy masked by previous cosmetic surgery. Plast Reconstr Surg. 1991;87:1143－4.

病例 80　一个慢性疼痛患者

今天你被安排给一名 29 岁女性(70kg,173cm)患者麻醉,她准备行输尿管膀胱再植术。5 年前患者曾经历过一次失败的泌尿外科手术,之后又反复多次手术,留下了慢性疼痛的病根,目前长期使用包括芬太尼贴片在内的镇痛药物。在术前准备室,你见到了患者,心率 86 次/分,血压 145/85mmHg,呼吸 30 次/分,主诉腹部重度疼痛(10/10)。站在一旁的患者父母告诉你平常患者也是这样,只是今天表现得特别严重。患者对他们的说法表示赞同,并告诉你她从半夜就开始禁食,早晨除了使用芬太尼贴片之外,没有服用其他镇痛药物,她要求你在将她推入手术室之前给她使用静脉镇痛药物。

问题

在给予患者镇静和(或)镇痛之前,你还需要做什么?

推荐的处理方法

首先需要对患者进行包括腹部在内的全身检查。这个病例发生在我身上，最后我们诊断患者发生了急腹症，原因为肠道准备及粪便嵌顿。随后外科医生取消了手术，并对我们表示感谢。准备处理好嵌顿之后再行择期手术。

我们本可以不检查患者腹部，而轻易地给予患者镇静和镇痛，待患者疼痛缓解后将其推入手术室。还好我们没有那么做，事后我们都感到很庆幸。

永远要记得检查你的患者。一个可悲的事实却是，随着现代医学的发展，体格检查越来越被我们所忽略[1]。

建议

记得对你的患者做体格检查，你绝对不会后悔。

参考文献

1.Jauhar S.The demise of the physical exam. N Engl J Med.2006;354:548－51.

索引

A

Abnormal EKG 异常心电图
  general anesthesia，全身麻醉 215
  left bundle branch block，左束支传导阻滞 217
Acinetobacter baumannii，鲍氏不动杆菌 19
Aidinis，S.J.，爱迪尼斯，S.J(人名)5，6
Air embolus，空气栓塞 165
Airway hemorrhage，气道出血 130
Airway leak，气道漏气 141
Airway obstruction. *See also* Pharyngeal mass 气道阻塞，见咽部肿块
  nasopharyngeal airway，鼻咽通气道 68
  oral surgery，bleeding，口腔外科，出血 201
Airway protection，气道保护 5
Airway difficulty，困难气道 225
Alcohol consumption， 193，194
Aliason，I.，艾丽尔森，I（人名） 165
Allen's test 艾伦试验
  Brodsky's test，布罗茨基实验 90
  Doppler plethysmography，多普勒体积描记法 90
  oximeter，氧饱和度测量仪 90
  spasm/thrombosis，痉挛/血栓形成 89
Amar，D.，艾马尔，D(人名） 8
Amyotrophic lateral sclerosis（ALS）肌萎缩性脊髓侧索硬化症
  diaphragmatic pacer（DPS），膈肌起搏器 51，53
  ETT，气管导管 51
  general anesthesia，全身麻醉 53
  sudden cardiac arrest（SCA），突发心脏骤停 53
Anesthesia machine 麻醉机
  airway leak，气道漏气 141
  apneic oxygenation，窒息氧合 93
  esophageal stethoscope，食管听诊器 141
  ETT，气管导管 141
Anesthesiologist. *See* Exhausted anesthesiologist 麻醉医生，见疲惫的麻醉医生
Antiphospholipid antibody syndrome 抗磷脂抗体综合征
  autoimmune dry eyes，自身免疫性眼干 64
  corneal abrasion，角膜裂伤 64
  general anesthesia，全身麻醉 63
  ocular injuries，眼睛损伤 64
Aortic valve replacement，主动脉瓣置换术 145
Apneic oxygenation，窒息氧合 94
Apollo anesthesia machine. *See* Anesthesia machine 阿波罗麻醉机，见麻醉机
Armored endotracheal tube. *See* Reinforced endotracheal tube 加强型气管导管
Asai，H.，艾莎，H(人名） 53
Atlanto-axial dislocation，寰枢关节脱位 21
Atrial fibrillation（AF）心房纤颤
  EKG，心电图 173
  treatment，治疗 175
Autoimmune dry eyes，自身免疫性眼干 64
Awake nasal intubation，清醒经鼻插管 226

B

Bai-Han, L.，鲍-汉，L(人名)　120
Bariatric surgery 减肥手术
　aspiration，误吸　86
　cricoids pressure，环状软骨压迫　86
Barrett's esophagitis，巴雷特食管炎　55
Beattie, C.，贝蒂，C(人名)　68
Beta-receptor antagonist eye drops，β-受体拮抗剂滴眼液　120
BH filter，Bair Hugger 滤网　20
Bispectral index scale (BIS) 脑电双频指数监测
　awareness, anesthesia，意识，麻醉　161
　electromyographic (EMG)，肌电图　161
　ETT，气管导管　159
　hypoglycemia，低血糖　161
　midazolam，咪达唑仑　161
Bladder rupture，膀胱破裂　50
Blood glucose levels 血糖水平
　ginseng，人参　207
　noninsulin-dependent diabetes，非胰岛素依赖糖尿病　209
Body mass index (BMI). *See* Obesity 体重指数，见肥胖
Body temperature 体温
　electrocautery，电凝　178
　laparoscopy，腹腔镜手术　178
Botox injections，肉毒杆菌注射　228
Bradshaw, P.，布拉德肖，P(人名)　120
Bridenbaugh, L.D.，布里登博，L.D(人名)　74
Brodsky, J.B.，布罗茨基，J.B (人名)206
Brodsky's test, 90. *See also* Allen's test 布罗茨基实验，90. 见艾伦实验
Bronchopleural fistula，支气管胸膜瘘　82
Bronchoscope，支气管镜　190
Bronchoscopy，支气管镜检查　130
Bronchospasm 支气管痉挛
endotracheal tube insertion，气管插管　83
intravenous lidocaine，静脉用利多卡因　83, 84
Bunionectomy 拇囊炎切除术
　plaster cast burn，石膏烫伤　224
　postoperative analgesia，术后镇痛　223
　skin graft，植皮　224

C

Calcium chloride administration，氯化钙输注　16
Capnograph，二氧化碳分析仪　37－40, 50, 94, 144, 212
Cardiac arrest 心脏骤停
　CPR，心肺复苏术　195, 196
　neurosurgery，神经外科　196
　prone patient，俯卧位患者　195－196
　pulseless electrical activity (PEA)，无脉性电活动　196
Cardiac arrest, ICU 心脏骤停，ICU
　cardiopulmonary resuscitation，心肺复苏术　219
　propofol infusion，丙泊酚输注　219
　resuscitation drugs，抢救药物　219
Cardiac compass histogram, 88. *See also* Pacemaker implantation 心脏罗盘直方图 88 。见起搏器植入
Cardiac cripple，心源性跛行　97, 98
Cardiac rhythm，心脏节律　88
Cardiopulmonary resuscitation (CPR) 心肺复苏术
　cardiac arrest，心脏骤停　195, 196
　epinephrine，肾上腺素　108, 165
　neonatal laparoscopic surgery，新生儿腹腔镜手术　163－165
Carina obstruction，隆突梗阻　2
Cervical collar，颈托　77
Cheng, M.A.，陈，M.A (人名)　152
Chilaiditi's sign，间位结肠综合征　25
Chronic pain. *See also* Spinal reconstruction and fusion 慢性疼痛。见脊柱重建融合术
　patient, physical examination，患者，体格检查　230
Chung, F.，春，F　46
Code Blue，紧急呼叫　107－108
Coffee ground emesis，咖啡样呕吐物　11, 13
Cohen, S.，科恩，S (人名)　8
Communication，沟通　11
Compartment syndrome，筋膜室综合征　13
Convulsion 惊厥

alcohol consumption，饮酒 193
hypoglycemia，低血糖症 194
regional anesthesia，局部麻醉 193－194
Cordis catheter 科迪斯导管
inferior vena cava（IVC），下腔静脉 210
internal jugular vein（IJV），颈内静脉 209，210
triple lumen，三腔管 209，210
Corneal abrasion，角膜裂伤 64
Coronary artery bypass graft，冠状动脉旁路搭桥术 15－16
CPR. *See* Cardiopulmonary resuscitation（CPR）心肺复苏
Cricoids pressure，环状软骨按压 30，52
Cuff-leak volume test，套囊漏气容量测试 17
Cyanosis，发绀 59
Cyst，fourth ventricle 囊肿，第四脑室
neurocysticercosis，脑囊虫病 191
removal of，切除 191
transsphenoidal approach，经蝶骨入路 191
valsalva's maneuver（VM），瓦尔萨尔瓦手法（咽鼓管充气法） 192
Cystoscopy，epinephrine，膀胱镜检查，肾上腺素 123

D

Defibrillator pad，除颤仪垫 106
Denture fixation. *See* Fixed dentures 固定的义齿
Diaphragmatic pacer（DPS），膈肌起搏器 51，53
DiFrancesco，V.，迪弗朗切斯科，V（人名）86
Doppler plethysmography，多普勒体积描记法 90
Double lumen endotracheal tube 双腔气管导管
lung transplant，肺移植 205
size，大小 205，206
thoracic incisional injury，胸部刀砍伤 81
tracheal diameter，气管直径 205，206
Dromedary sign，单驼峰征 39

E

EKG/ECG. *See* Abnormal EKG；心电图，见异常心电图
Atrial fibrillation（AF）；心房纤颤
Cardiac cripple 心源性跛行
Electrocautery，电凝 178
Electromyography（EMG），肌电图 161
Embolization，栓塞 130
Endobronchial foreign body 支气管异物
bronchoscope，支气管镜 190
2.0 Fogarty catheter，2.0 号 Fogarty 动脉取栓导管 190
Endotracheal intubation 气管插管
ETT，气管导管 139
pilot balloon，套囊 139，140
vaginal pack，阴道填塞包 139
Endotracheal tube（ETT）气管导管
airway hemorrhage，气道出血 129
amyotrophic lateral sclerosis（ALS），肌萎缩性脊髓侧索硬化症 51
anesthesia machine，麻醉机 141
bispectral index scale（BIS），脑电双频指数监测 159
bleeding source，出血点 129
blood，出血 125
bronchoscopy，支气管镜检 129
capnograph tracing，二氧化碳波形 37
cuff-leak test，套囊漏气实验 17
denture fixation，固定的义齿 35
embolization，栓塞 130
endotracheal intubation，气管插管 139
fiberoptic intubation，纤支镜插管 21
insertion，插入 5
neonatal laparoscopic surgery，新生儿腹腔镜手术 163
pharyngeal mass，咽部肿块 101
preeclampsia，子痫前期 117
pulmonary hemorrhage，肺出血 129
removal，拔出 3
respiratory arrest，呼吸骤停 155
thoracic anesthesia，胸科麻醉 129
total IV anesthesia（TIVA），全凭静脉麻醉 167
transesophageal echocardiography（TEE），经食管超声心动图 109
trendelenburg position，头低脚高位 199

Epidural analgesia，硬膜外镇痛 27
Epidural blood patch，硬膜外血补丁 7
Epinephrine，肾上腺素 108，123
Epsilon-aminocaproic acid（Amicar），氨基己酸(阿米卡) 15，16
Esophageal stethoscope，食管听诊器 141，142
Esophagectomy，食管切除术 29
Exhausted anesthesiologist，疲惫的麻醉医生 115

F

Fiberoptic intubation，纤支镜插管 21
Fixed dentures，固定的义齿 35
Fogarty catheter，Fogarty 动脉取栓导管 190
Fujiki，M.，福吉克，M 188
Fujimura，N.，福吉穆拉，N 25

G

Gastroesophageal reflux disease（GERD），胃食管反流疾病 76
General anesthesia 全身麻醉
  abnormal EKG，异常心电图 215
  amyotrophic lateral sclerosis（ALS），肌萎缩性脊髓侧索硬化症 51
  antiphospholipid antibody syndrome，抗磷脂抗体综合征 63
  bariatric surgery，减肥手术 85
  esophagectomy，食管切除术 29
  fixed dentures，固定的义齿 36
  mediastinal mass，纵隔肿瘤 1
  nasogastric tube insertion，经鼻胃管置入 61
  perioperative stroke（POS），围术期卒中 181
  pharyngeal mass，咽部肿块 101
  retained surgical sponges，遗留的外科海绵条 105
  shoulder reconstruction，肩部重建 43
  spinal reconstruction and fusion，脊椎重建融合术 147
Ginseng action，人参作用 208
GlideScope，可视喉镜 62
Grant，G.P.，格兰特，G.P(人名) 152

H

Halanski，M. A.，哈南斯基，M. A（人名)224
Hematoma，血肿 203
Hemicolectomy，部分结肠切除术 61
Heparin，肝素 146
Herbal medication. *See* Ginseng action 中草药。见人参
Hiccups 呃逆
  cochlear implant，人工耳蜗植入 183
  contractions and movement，head，收缩运动，头部 184
  facial nerve dissection，面神经解剖 184
  muscular paralysis，肌肉麻痹 184
  orogastric tube，经口胃管 183
  in pediatrics，在儿科 185
Hicks，S.D.，希克斯，S.D（人名） 74
Hyperkalemia，高钾血症 15
Hypoglycemia，低血糖 161
Hypotension，低血压 144

I

ICU patient ICU 患者
  coagulation status，凝血功能 171
  erythema，红斑 169
  18-G IV，18 号静脉留置针 169
  multisystem dysfunction，多系统功能障碍 171
  supraclavicular nerve catheter，锁骨上神经阻滞导管 171
  ventilator，呼吸机 170
Infection risk，感染风险 19，20
Inferior vena cava jugular filter，下腔静脉过滤器 210
Internal jugular cannulation 颈内静脉置管
  PEEP application，呼气末正压通气 188
  positive end expired pressure，呼气末正压 187
Interscalene block，肌间沟阻滞 23
Intraocular pressure（IOP). *See* Postoperative visual loss（POVL）眼内压，见术后视力丧失(POVL)
Intravenous lidocaine，静脉注射利多卡因 83，84
Ischemic optic neuropathy. *See* Postoperative visual loss（POVL）缺血性视神经病。见术后视力丧失

J

Jaffe，R.A.，杰斐，R.A（人名） 38，39
Jean，J.，珍，J（人名） 86

K

Krane，E.，克拉内，E（人名） 64

L

Labor pain，分娩痛 27
Lalwani，K.，拉瓦利，K（人名） 165
Lanca，J.，兰卡，J（人名） 208
Laparoscopic Nissen fundoplication，腹腔镜胃底折叠术 178
Laparoscopy complication 腹腔镜手术并发症
　bladder rupture，膀胱破裂 50
　capnograph，二氧化碳分析仪 50
　pneumoperitoneum，气腹 49
Laryngeal mask airway（LMA） 喉罩通气道
　APL valve，APL 阀 111
　aspiration pneumonia，吸入性肺炎 113
　regurgitation，反流 113
　succinylcholine，琥珀酰胆碱 113
Left bundle branch block（LBBB），左束支传导阻滞 217
Lighthall，G. K.，赖特霍尔，G. K（人名）94
Lipid infusion，脂质输注 74
LMA Supreme，喉罩 42
LMWH. *See* Heparin 低分子肝素。见肝素
Local anesthetic toxicity 局麻药中毒
　elbow surgery，肘部手术 73
　endotracheal tube，气管导管 75
　lipid infusion，脂肪乳输注 74
　severe systemic reactions，严重全身反应 74
Lung function test，肺功能测试 33
Lung transplant. *See* Double lumen 肺移植，见双腔管
　endotracheal tube 气管导管

M

MAC. *See* Monitored anesthesia care（MAC）最低肺泡有效浓度。见麻醉性监护
Magnesium sulfate，硫酸镁 117，118
Mahajan，R.，马哈詹，R（人名） 68
Mazer，S.P.，梅泽，S.P（人名） 196
McConnell attachment，麦康纳搁手架 43，44
McCulloch，T.J.，麦卡洛克，T.J（人名）161
Mediastinal mass，纵隔肿瘤 1
Messina，M.，梅西纳，M（人名） 25
Metabolic acidosis 代谢性酸中毒
　acetazolamide，乙酰唑胺 222
　extracranial-intracranial revascularization，颅内外血管重建术 221
　single-photon emission CT scan（SPECT scan），单光子放射断层扫描（SPECT 扫描） 221
Metastatic melanomas，转移性黑色素瘤 1
Missing laps. *See* Retained surgical sponges 丢失的海绵条。见遗留的手术海绵条
Mobbs，P.A.，摩比斯，P.A（人名） 68
Monitored anesthesia care（MAC）麻醉监护
　bleeding disaster，大量失血 138
　endotracheal tube，气管导管 137
　epistaxis，鼻出血 137
　nasal trumpet，鼻咽通气道 138
　turbinate cancer，鼻甲癌 137
Moore，D.C.，摩尔，D.C（人名） 74
Motorcycle accident injury. *See* Neck injury 摩托车交通事故损伤。见颈部损伤
Myasthenia gravis（MG），重症肌无力 33，34

N

Nasogastric（NG）tube 经鼻胃管
　GlideScope，可视喉镜 62
　hemicolectomy，部分结肠切除术 61
　insertion of，插入 62
Nasopharyngeal airway，鼻咽通气道 68
Neck injury 颈部损伤
　airway examination，气道方面检查 79
　cervical collar，颈托 77
　CT scan，CT 扫描 77
Negron，M.，内古龙，M（人名） 8
Neonatal laparoscopic surgery 新生儿腹腔

镜手术
air embolus，空气栓塞 165
duodenal atresia，十二指肠闭锁 163
ETT，气管导管 163
trendelenburg position，头低脚高位 165
Neosynephrine drip，去氧肾上腺素滴注 125
Neurocysticercosis cyst，fourth ventricle，脑囊虫病囊肿，第四脑室 191
Neuromuscular blockers. *See* Hiccups 神经肌肉阻滞剂。见呃逆
Neuromuscular function，神经肌肉功能 5

O

Obesity 肥胖
BMI，体重指数 199
trendelenburg position，头低脚高位 199
Ocular injuries，眼睛损伤 64
Oral surgery，bleeding 口腔手术，出血
airway obstruction，气道阻塞 201
coagulation study，凝血功能检查 202
hematoma，血肿 203
sertraline (SSRI)，舍曲林(SSRI) 201
Orringer，M.B.，欧林格尔，M.B 56
Orthopedic trauma 骨科创伤
arterial line，动脉导管 127
blood pressure level，血压水平 126
epinephrine，肾上腺素 127
intraosseous infusion，骨髓输液 127
neosynephrine drip，去氧肾上腺素滴注 125
Outpatient anesthesia，门诊患者麻醉 45
Oxygen supply 氧源
anesthesia machine，麻醉机 93
apneic oxygenation，窒息氧合 94
oxygen source，氧源 94
respiratory acidosis，呼吸性酸中毒 94

P

Pacemaker implantation 起搏器置入
asynchronous mode，非同步模式 88
cardiac histogram，心脏直方图 88
Paradoxical vocal cord motion disorder (PVCM)，反常声带运动障碍 70
Patient discharge criteria，患者出院标准 46，47
Perioperative stroke (POS) 围术期卒中
arm weakness，手臂肌力减弱 179
brain MRI，脑部 MRI 181
general anesthesia，全身麻醉 179
risk factor，危险因素 181
Permanent teeth，永久性义齿 36
Persistent intraoperative hiccups. *See* Hiccups 术中顽固性呃逆。见呃逆
Pharyngeal mass 咽部肿块
airway obstruction，气道阻塞 103
chest X-ray，胸部 X-片 101
ETT，气管导管 103
general anesthesia，全身麻醉 101
pharyngoscopy，咽喉镜检查 101
respiratory disaster，气道灾难性后果 103
sevoflurane，七氟醚 103
tracheostomy，气管切开术 101
Pharyngoscopy. *See* Pharyngeal mass 咽喉镜检查。见咽部肿块
Pilot tube repair kit，套囊修复套件 140
Pituitary tumor. *See* Transsphenoidal resection 垂体肿瘤。见经蝶窦入路切除术
Plaster cast burn，石膏烫伤 224
Plastic surgery. *See* Botox injections 整形手术。见肉毒杆菌注射
Pneumoperitoneum，人工气腹 49
POS. *See* Perioperative stroke (POS) 围术期卒中
Positive end expired pressure，呼气末正压 187
Postdural puncture headache，硬膜穿破后头痛 7
Postoperative visual loss (POVL)
betaxolol eyedrops，术后视力丧失 倍他洛尔滴眼液 152
intraocular pressure (IOP)，眼内压 152
ischemic optic neuropathy，缺血性视神经病变 151
lumbosacral laminectomy，腰骶部椎板切除术 151
Preeclampsia 子痫前期
ETT，气管导管 140
Lactate Ringer，林格液 117
magnesium sulfate，硫酸镁 117，118
muscle relaxant，肌松剂 118

respiratory arrest，呼吸暂停 117，118
Pulmonary artery catheter（PAC），肺动脉导管 109，130
Pulmonary function，肺功能 25
Pulmonary hemorrhage,肺出血 130
Pupil abnormalities，瞳孔异常 148，149
PVCM. *See* Paradoxical vocal cord motion disorder（PVCM）；Respiratory distress 反常声带运动；呼吸窘迫
Pyridostigmine,吡斯的明 33

R

Regional anesthesia. *See* Bunionectomy 局部麻醉。见拇囊炎切除术
Regional block,局麻 97
Reinforced endotracheal tube 加强型气管导管
cyanosis，发绀 59
occlusion,阻塞 60
tracheostomy,气管切开术 59
Respiratory arrest 呼吸暂停
epidural blood patch，硬膜外血补丁 7
ETT，气管导管 157
IV，静脉留置针 155，157
recovery room，恢复室 155
vecuronium,维库溴铵 155
Respiratory distress. *See also* Pharyngeal mass 呼吸窘迫。见咽部肿块
epidural，labor pain，硬膜外,分娩痛 27
fiberoptic laryngoscopy，纤维喉镜检查 70
gastroesophageal reflux disease（GERD），胃食管反流疾病 70
incidence of，PVCM，反常声带运动发生率 70
peribronchial thickening，支气管周围增厚 69
PVCM,反常声带运动 70
salpingo-oophorectomy，输卵管-卵巢切除术 69
Respiratory distress syndrome，呼吸窘迫综合征 13
Retained surgical sponges 遗留的手术海绵条
defibrillator pad，除颤仪垫 106
orthotopic liver transplant，原位肝移植 105
Rocuronium，罗库溴铵 227，228
Rosenblatt，M.A.，罗森布拉特,M.A 74

S

Sertraline（SSRI），舍曲林 201
Shoulder reconstruction，肩部重建术 43
Sniffing technique，嗅探技术 18
Spinal anesthetics，腰麻 121
Spinal reconstruction and fusion 脊柱重建融合术
chronic pain，慢性疼痛 147，148
general anesthesia，全身麻醉 148
pupil abnormalities，瞳孔异常 148，149
Strain gauge plethysmography，压力测量体积描记法 90
Stroke. *See* Perioperative stroke（POS）卒中。见围术期卒中
Sudden cardiac arrest（SCA），心脏骤停 53
Superficial temporal artery，颞浅动脉 144
Supraclavicular nerve catheter，锁骨上神经阻滞导管 171

T

Test dose 实验剂量
beta blockers,β 受体阻滞剂 120
ECG/EKG，心电图 119
epidural catheter，硬膜外导管 119，120
IV epinephrine，静脉给予肾上腺素 120
Thoracic duct repair 胸导管修补术
aspiration,误吸 55
Barrett's esophagitis,巴雷特食管炎 55
cricoids pressure，环状软骨压迫 56
transhiatal esophagectomy，食管切除术 56
Thoracic incisional injury 胸部刀砍伤
bronchopleural fistula,支气管胸膜瘘 82
double-lumen tube,双腔管 81，82
Total IV anesthesia（TIVA） 全凭静脉麻醉
awareness，知晓 168
ETT,气管导管 167
IV fluid，静脉液体 168
posttraumatic stress disorder（PTSD），创伤后应激障碍 168
Tracheal diameter. *See* Double lumen endotracheal tube 气管直径。见双腔气管导管
Tracheostomy. *See also* Airway difficulty 气管切开术。见困难气道

airway pressures，气道压 133
reinforced endotracheal tube，加强型气管导管 59
respiratory distress，呼吸窘迫 135
Transesophageal echocardiography (TEE) 经食管超声心动图
endoscopic evaluation，内镜检查 110
esophageal stethoscope，食管听诊器 110
ETT，气管导管 109
midazolam，咪达唑仑 109
pulmonary artery catheter (PAC)，肺动脉导管 109
temperature probe，esophageal，温度探头，食管 110
Transsphenoidal resection aortic valve replacement，经蝶窦入路切除术，主动脉瓣置换术 145
bleeding/clotting，出血/凝血 146
heparin，肝素 146
pituitary tumor，垂体肿瘤 145
warfarin，华法林 146
Trendelenburg position 头低脚高位
cuff-leak test，套囊漏气实验 17
ETT，气管导管 200
obesity，肥胖 199
shoulder reconstruction，肩部重建术 43
Turbinate cancer，鼻甲癌 137

U

Urmey，W.F.，尤里，W.F（人名） 25

V

Valsalva's maneuver (VM)，瓦尔萨尔瓦氏手法(咽鼓管充气法) 192
Vancomycin，万古霉素 108
Vaporizer 挥发罐
anesthesia machine，麻醉机 212
intraoperative awareness，术中知晓 212
mydriasis 散瞳作用(瞳孔扩大)， 213
sevoflurane，七氟醚 211
VP shunt，脑室腹腔分流术 41

W

Warner，M.A.，华纳，M.A（人名） 152
Weinberg，G.，温伯格，G(人名) 74